醫故

清·郑文焯 撰

郑巍 校注

中医古籍出版社

Publishing House of Ancient Chinese Medical Books

图书在版编目（ＣＩＰ）数据

医故 / (清) 郑文焯撰；郑巍校注. —— 北京：中
医古籍出版社, 2015.3
ISBN 978-7-5152-0731-5

Ⅰ. ①医… Ⅱ. ①郑… ②郑… Ⅲ. ①中国医药学—
中国—清代 Ⅳ. ①R2-52

中国版本图书馆CIP数据核字(2014)第284260号

医 故

[清] 郑文焯撰　郑巍校注

责任编辑	贾萧荣	
封面设计	映象视觉	
出版发行	中医古籍出版社	
社　　址	北京市东直门内南小街16号（100700）	
印　　刷	北京金信诺印刷有限公司	
开　　本	787mm×1092mm　　1/32	
印　　张	4.25	
字　　数	81千字	
版　　次	2015年3月第1版　2015年3月第1次印刷	
印　　数	0001~3000册	
书　　号	ISBN 978-7-5152-0731-5	
定　　价	18.00元	

校注说明

1. 本书所选用版本为初刻本，即光绪十七年（1891年）平江梓文阁刻书带草堂丛书本。

2. 原版书为竖排，为了方便阅读，今皆改为横排；原单行字和双行小字，今以不同字体大小作为区分。

3. 原版书为繁体字，今皆改成现行简体字，并对原文进行标点断句。

4. 原文中所出现的个别地名、人名或书名等专有名词，加注音及注释。

5. 原文中个别生僻字或异体字，保留未改。

6. 为了保持原书的时代风貌，原文中所出现的通假字或古今字，保留未改，部分加注音及注释。

7. 原文中所提及的各类书名多为简称，均不做改动，个别进行加注。

8. 凡原文中确系明显之错字，或笔划小误者，均予径改。如系引据错讹，需辨明者，出注说明。

前言

古人习医，尊为孝道；进可医国，退可事亲。慎疾袪病，身之所系；性命攸关，莫重于此。张仲景《伤寒论》序谓："当今居世之士，曾不留神医药，精究方术，上以疗君亲之疾，下以救贫贱之厄，中以保身长全，以养其生。但竞逐荣势，企踵権豪，孜孜汲汲，惟名利是务，崇饰其末，忽弃其本，华其外而悴其内，皮之不存，毛将安附焉"。孙真人《千金方》亦言："余缅寻圣人设教，欲使家家自学，人人自晓。君亲有疾不能疗之者，非忠孝也"。明贤垂训若此，故勃曰："为人子者，不可不知医也"。后起之士，又安可视其为小道耶？

笔者于医并非专门之学，08年毕业于上海戏剧学院舞美专业。然自小不忘秉承传统，情系岐黄，闲暇之余，独嗜医籍鉴藏。《医故》二卷，医史著作，为晚清官员、词人兼医学家郑文焯所撰。该书初刻于光绪十七年，《书带草堂丛书》之六，近代无刊本行世。今《馆藏中医线装书目》《全国中医图书联合目录》仅存其名目，余瀛鳌《未病斋医述》中也只略及一二。2013年笔者有幸得之，喜极展读，获益良多，不忍孤芳自赏，故不揣鄙陋，亲力校勘，以广其传。

尝闻医能疗人之疾，故天下不可无医；医若促人之命，则天下又不如无医。是书之作，殆郑文焯感于当时庸医学无所本，唯利是图，以致于人多枉死，目击心伤，因笔之于书，大声疾呼，意欲匡其道而补其弊。《总论篇》记曰："今天下言医之弊，大氐以无本之学，诊有过之脉，而欲责效于草石，断断难矣"。故上卷十三则，专论汉唐以前重要医经典籍，对于《神农本草经》《素问》《灵枢》《难经》《甲乙经》《金匮玉函经》《伤寒论》《肘后方》《脉经》《千金方》以及《外台秘要》都作了详实的考证，并附予己见，谓："医之类书备于唐，而门户分于宋，唐人务博，述古而不名家，故其弊少。自《和剂局方》陈裴之学兴，而宗丹溪者，乃启攻讦之渐。金元以降，学派益繁，各行其是，徒以医无定法，滋不肖之口，故自唐以后，虽有名篇，吾无取焉"。下卷十六则，专论医学科目、读书杂记，主要囊括药剂、炮炙、脉案、按摩、注药、针灸、汤熨、房中及纬书五藏行气等内容，并取经籍传注所记杂家言，分析总结了中医药的发展历程和衰落成因。全书篇幅虽然不大，但所涉及的史料内容颇为丰富，可谓是洋洋大观，对于后世研究和发扬中国传统医学，具有十分重要的参考价值。

俞樾被认为是近代中国主张废除中医的第一人，由于对中医的偏见及错误曲解，导致他提出了"医可废，药不可尽废"的观点，这一思想主要体现在他的《废医论》和《医药说》两篇论著中。只因这两篇著作的问世，继而构成了近现代"废医存药""废中取西"思想的滥觞，导致了许多挥之不去的负面影响。然纵观《医故》全篇，引证诸条皆多影射《废医》《医药》之谬，其剖析之精审，最终颠覆了俞樾以往对于中医药的观念（见俞序），成为了近代首部以驳论形式捍卫中医地位的经典力作。

现简要阐述如下：

《废医论·医巫篇》俞樾根据《素问·移精变气论》"余闻古之治病，惟其移精变气，可祝由而已"一段，武断地认为"古无医也，巫而已矣"。又据《世本》《山海经》等古籍，论证医巫本为一体，"称医为巫，古之遗语也。夫醫字，亦作毉，古之遗文也"。从而作出了"古之医巫一也，今之医巫亦一也，吾未见医之胜于巫"的结论。

《医故·原医篇》郑文焯根据《世本》"巫彭作医"，《说文》"巫咸初作巫"的记载，证实医巫自古有别，称："今《太平御览》《玉海》引《世本》并作巫咸，误"。随之引《史记》"信巫不信医"句，反驳俞氏"医巫同源"的观点。又以"降神事鬼课诸虚，不若达脉处方徵诸实"的唯物辩证观点，进一步诠释了医巫在本质上的区别。

《废医论·证古篇》俞樾列举了周公、孔子不知医的事实，称"孔子不知医也，使孔子知医，则鲤也死，回也死，其人皆壮盛之年，非八十九十气血并衰者，何遂不能救也"。又武断的认为自古皆以巫为重，而医为轻，从而得出了"孔子若重医，则其疾病之时，门弟子必以求医为急，子路不求医而请祷，是孔氏之门不言医"的结论。

《医故·总论篇》郑文焯亦列举了太史公、郭玉、尹子如何处理医患关系的原则，继以讽刺道："且吉凶之数，气感百变，圣人有死，神医莫为。必谓古医为能生死人，则扁鹊至今存也"。《医故·祝由篇》作者又据《列子》《左传》《韩非子》对于古代治病的记载，得证出"古者有疾，则有祷、巫、醫并行等诸方技"。从而彻底推翻了俞氏狭隘片面的观点。

《废医论·脉虚篇》俞樾认为"医之治病，其要在脉"，而脉象则不可凭信。又执《周官》《素问》《史记·扁鹊传》中关于脉象相互矛盾的分析，以"天下言脉者，由扁鹊也"一句，大力批判了扁鹊"功在一时，罪在万世"，成为其废医之论决。

《医故·难经篇》郑文焯首先引据《难经》"秦越人与轩辕时扁鹊相类，仍号之为扁鹊"及

《仓公传》"公乘阳庆传黄帝扁鹊之脉书，五色诊病，知人死生，决嫌疑"二事，得出黄帝时与战国时之扁鹊原非一人。又依据《释名》《汉志》《说文》《周礼》等古籍对于脉的描述，总结出"汉以前但言视病，而不及脉法"的确论。因俞樾不明医理，且疏于考证，武断地认为秦越人厌古脉法烦重，而专取之于手，误将《史记·扁鹊传》"受禁方书，饮药三十日，视见垣一方人。以此视病，尽见五脏癥结，特以诊脉为名"和"今天下言脉者，由扁鹊"的文意混为一谈，实则差之毫厘，谬之千里。

　　《废医论·药虚篇》俞樾又以《神农本草经》为据，称"《本经》历经数代增补，药性杂乱，採取殊法，出处异所"。引出"夫医之所以知病者，脉也，脉则久失其传；医之所以治病者，药也，药则又不可恃。脉虚药虚，斯医亦虚矣"的结论。
　　《医故·炮炙篇》郑文焯认为炮炙草药古有定法，《千金要方》有"须烧炼炮炙，生熟有定，一如后法""依方炼治，极令净洁，然后升合秤两，勿令参差"的记载。又谓："古之良医皆自采药，制藏如法而后用之，所以草石效灵，治十得九"。由于后世医药分家，各立门户，以至庸医肆起，奸贾当道，故有"今方惟合丸膏，始重炮制，汤液所施，多违古意"之弊。而在《医故·本草药品部目》中，作者又客观地分析了历代本草衍变所导致"药不可恃"的缘由。称："唐显庆中，李绩、于志宁等刊定，苏恭增一百十四种，凡八百味，广为二十卷，并图合五十四篇，世谓《唐本草》。开宝中，诏卢多逊等重定，又益一百三十三种，蜀孟昶命韩保昇以《唐本图经》参比，谓之《蜀本草》。宋嘉佑二年，掌禹锡、林亿、苏颂、张洞等更为补注，以朱墨书别之，附以新补八十有二种，新定十有七种，合千七百有六种，分二十一卷，新旧混并，《本经》遂晦。明·李时珍撰《本草纲目》，又取唐宋本所无，金元明诸医所用者，增入三十九种，时珍续补三百七十四种，分十六部五十二卷，附新旧单方一万一千九十一首。乾隆间，钱塘赵学敏又为《拾遗》十卷，创别名品，炫博矜奇，遂使天地穷其生，万物枉其用，病愈多而道愈少，药愈繁而效愈微，古今异名，真伪杂厕，欲求和齐之宜，岂可得耶？"

诸如上述所列，篇中不胜枚举，可见郑文焯对于学术问题的考证非常严谨，且各篇内容多能相互阐发，上下顾及，难怪俞樾读后叹其精博，谓："得君此书，吾废医之论可不作也"。

今《医故》即将刊行之际，承蒙中医古籍出

版社大力支持，又垂得著名书法篆刻家高式熊老先生墨宝，使之增色添辉，在此一并致谢。

由于笔者学识有限，在校勘过程中难免有谬误之处，还恳请同道予以斧正。

2014年5月

郑巍谨识于沪上四明邨

大鹤山人遗书叙

余耳郑叔问舍人名，在三十年前，每于王湘绮、易实甫、陈伯弢[1]三君处得其概略，初不识其人也。丙辰还吴，舍人以鬻画寓上海，彼此通声息，而未尝往来。丁巳秋初，余坐茶寮[2]，有白发老儒，褒衣广袤，扶蓬首婢，策杖就余坐，通姓名，道款曲，则君访余论交也。纵谈半日去，去时余目其婢戏语同坐曰："此姜白石[3]诗中低唱之小红[4]"，亦词料也，一坐莞然。盖舍人久以词名著称大江南北，几于有井水处即有柳词，而不知其百学皆通，特为词名掩耳。越翌日，访余寓居，出所著书及词集，皆手自书，谓余曰："生平与湘人有缘，所为词序，如王、如易、如陈，皆湘人，君不可不为我作序"。意谓诸书惟余能叙之，余逊谢[5]唯唯。乃未几闻君病耗，又未几闻君物故[6]，于是深悔未能践言，一偿宿诺，而君家事，亦无从问讯矣。

今年，友人周君松云以重资购其书板，徵叙于余，余曰："是固郑君久要之言，而未敢一日忘者也"。亟按《四部》及其著书岁月次第之，凡书九种：曰《说文引群书故》二十七卷，未成，成《杨雄说故》一卷、曰《高丽永乐好太王碑释文纂考》一卷、曰《医故》二卷、曰《词源斠律》二卷、曰《冷红词》四卷、曰《樵风乐府》九卷、曰《比竹余音》四卷、曰《苕雅余集》一卷、曰《绝妙好词校释》一卷。君所著书不仅此，以贫故多未刻，刻者又板本参差，盖其剞劂之工，皆借款于二三朋好，故板式未尽画一。余尚见有《清真词校正本》不在此内，意亦他氏借刻，板未归君欤？君本山东驻防汉军，其先从龙[7]入关，尊人[8]兰坡尚书，巡抚河南，有政声。君逾弱冠，登光绪乙亥，恩科贤书，乐吴中山水，清嘉三试，都堂不利，厌京师尘溷[9]，浮湛诸侯幕，以著述自娱。国变后，年仅六十，卒。身后惟存善本书，旧拓帖及金石小品数襄。性爱鹤，尝蓄一鹤，见客则鼓翼舞迎，阶下因自号大鹤山人。今以名遗书，从其志也。

时庚申日长至[10]
叶德辉[11]叙

---

[1]陈伯弢（tāo）：即陈汉章。字云从，别号倬云，晚号伯弢，清末著名经学家、教育家、历史学家。撰有《中国通史》《尔雅学讲义》《论语征知录》等。

[2]茶寮：茶馆。

[3]姜白石：即姜夔。字尧章，号白石道人，南宋时期著名词人、书法家、音乐家。撰有《续书谱》《绛帖平》《白石道人诗集》等。

[4]小红：语本《过垂虹》"自作新词韵最娇，小红低唱我吹箫；曲终过尽松陵路，回首烟波十四桥"。小红，即范成大赠给姜夔的一名歌女。

[5]逊谢：谦让辞谢。

[6]物故：亡故，去世。

[7]龙：即顺治帝。

[8]尊人：即郑瑛棨。郑文焯之父。

[9]尘溷（chén hùn）：肮脏，污秽。

[10]长至：即夏至。

[11]叶德辉：字奂彬，号直山，别号郋园，清末著名学者、藏书家、目录学家。撰有《书林清话》《书林余话》《观古堂书目》等。

俞叙

　　郑子以所著《医故》内外篇见示，属为之叙，余笑曰：吾故著《废医论》者，又何言？受而读之，叹曰：得君此书，吾《废医论》可不作矣！夫自大朴[1]既散，众感交攻，真元内漓，戾气外矱，遂有疢[2]疾，是夭天年。古之神圣，精与天通，乃假草木之华滋，以剂气血之盈亏，汉·陆贾[3]言："神农尝百草之实，察酸苦之味，始教人食五谷。然则尝草之初，原非采药，但求良品，以养众生，果得嘉谷，爰种爰植，是称神农"。既得所宜，兼求所忌，是以《汉志》有《神农食禁》之书，有宜有忌，而医事兴矣。《本草》一经，附托神农，良非妄也。嗣是《素问》《灵枢》传一十八篇之《内经》，雷公、岐伯发八十一难之奥义，仲景[4]、叔和[5]，圣儒辈出，咸[6]有论撰，各自成家，史家著录，富埒[7]儒书焉。

　　吾友叔问，以治经大例，博考其原流，精别其真赝。六师九师，斥王勃序[8]之诞语；外实内实，证《华佗传》之伪文；房家原于《礼经》，博极郑[9]注；石针废于季汉，说本服虔[10]。昔魏宣武以经方浩衍，诏诸医寻篇推术，务存精要，此书殆近之乎？悬壶之士，得此一编，奉为绳墨，审于四然，察于二反，阳盛调阴，阴盛调阳，处方用意，务合古人，而医道自此尊矣！医道亦自此难矣！医道尊则不可废，医道难则不知而作者少，亦不待废。吾故曰：得君此书，吾废医之论可不作也。

光绪辛卯五月
曲园居士俞樾书时年七十有一

---

[1]大朴：原始质朴的大道。

[2]疢疾（chèn jí）：疾病。

[3]陆贾：西汉时期著名政治家、文学家、思想家。撰有《新语》二卷。

[4]仲景：即张仲景。名机，东汉末年医学家，官至长沙太守。正史无传，生卒年及生平不详，经后人考证，约生于东汉和平元年（150年），卒于建安二十四年（219年），后世尊称为医圣。

[5]叔和：即王叔和。名熙，魏晋时期医学家。撰有《脉经》十卷。

[6]咸：全，都。

[7]富埒（fù liè）：富，丰富；埒，等同。

[8]序：王勃曾为《难经》作序，并对《难经》的成书与传承作了阐释。

[9]郑：即郑玄。字康成，东汉末年著名经学家、思想家。曾注释《周礼》《礼记》《仪礼》《周易》《论语》《孝经》等。

[10]服虔：字子慎，东汉时期经学家。撰有《春秋左氏传行谊》三十一卷。

陈叙

粤：自玉版[1]闭尘，青囊受烬，巫彭既绝，俞跗无传，后之理疾者众，孟浪酬塞，误人实多。三世鲜历，自名专家；九折[2]未成，辄号精手；徒使血理忍虐，听其针砭；腑肺无言，受其攻伐。问以五药之养，六气之辨，岐挚何所师，和缓何所道，瞠目咋舌，昏然罔知。故疾人之待医，犹客至之有设，岂有庖厨[3]不修，而欲养大宾者哉？是篇掸索经典，稽撰旧闻，旁证条疏，精博雅奥，辟之植木披叶以示本，有如观水泝流而讨原。良其宏旨，多通济益之方；陈其细趣，乃尽治疗之体。余少构风痹，娄造医门，颇好经方，鲜所裁叏[4]，忽觌[5]高制，信鸿术之足徵。敬析古言，冀神匠之复出。

北平陈寿昌[6]

---

[1]玉版：古代用以刻字的玉片，亦指珍贵的典籍。

[2]九折：语本《楚辞》"九折臂而成医兮，吾至今而知其信然"。泛指久经磨练而富有经验的医家。

[3]庖厨（páo chú）：厨师。

[4]叏（guài）：决断。

[5]觌（dí）：看见。

[6]陈寿昌：字崧佺，同治七年进士，官至无锡知县。撰有《南华真经正义》三十三卷。

自叙

叙曰：自汉季黄老之学兴，而方术始名于天下，范蔚宗[1]论汉世之所谓名士者，其风流可知矣。《周礼》以医师属于天官，有其政而无其书。《汉·艺文志》始列医经七家，经方十一家，为书凡四百九十卷，方诊之具大备。顾当班固时，已叹其技术暗昧，故有以愈为剧，以死为生之论。逮夫六朝，其书散佚，古先道遗泯焉。日亡梁隋之际，其主竞用符命慕汉武之风，好为神仙家言，天下怀协道艺之士，乃各缘饰其师说托诸泰始班班名家，而医药方书亦多附内学[2]以传焉。故自唐以前言医事者，名书多依附黄帝、扁鹊；唐以后好事者病其不亲，又从而名仲景、叔和之学，以张其技。今观《唐志》经脉、医术两家书倍多于隋宋，自《三朝志》至《中兴书目》又数倍之益，以私家薄录而名数弥繁，存佚参半。然梁隋以来，如《汉志》所载者，十不获一焉。元明汔今，弥以驰逐，又欲薄唐宋而反古之道，其事既不出于经生，其书亦不见于坟记，而一二良工取遗颇偏，恃其一得之效，昧夫渊原，尽以意增损其故方，妄易名例，以为和缓[3]不传之秘。至于拙者失理，缘其术以夭枉生命，甚可悲也！

比年旅吴，见南人业医者多致富，今岁大札[4]，人殃于疫，叩其所治，辄不一验。而荐绅[5]素封之家，一疾人动聚十数医，日讧[6]于室，杂投水火之剂，而所失益众。医贱[7]道，畏[8]贵利人金多，贫贱有疾或朝延而夕不至，至亦未遽[9]能起之也。余以古者医之在官，稽事以制食，岁计其得失以进退之，唐宋尤重其职，选官立学，科试程文，至以台馆[10]，诸臣隶之。今自太医院以及各行省官局，但取充数，考荐无闻，其能者不屑微禄，或假借医疗贵人而得官，岂原诊知政之谓邪？太史公[11]曰："使圣人预知微，能使良医得蚤[12]从事，则疾可已，身可活也。人之所病，病疾多，而医之所病，病道少"。夫以无形之脉求百变之病，进而验之草石之功，苟非上知[13]，其道固甚难。而方家遗传，率多依倚，验与不验，又不能身试其利害以及人。是以儒者，知其无据而讳言医，及其疾痛呻吟且治之不暇，又未尝能自生也。余故次叙经方之精要，而近古者，辨其本末，断自唐代，附论为上篇；复取经籍传注所记杂家言，疏通证明为下篇，以治经之义，例名之曰《医故》。非所能通物方[14]，弘艺术[15]也。舍是以求，道在微眇，神而明之，存乎其人。庄子有言："知无用，而始可与言用"，其斯之谓欤？

光绪商横之岁辜月朔日丁卯

北海郑文焯

[1]范蔚宗：即范晔。南朝时期著名政治家、史学家。撰有《后汉书》九十卷。

[2]内学：即谶纬之学。流行于中国两汉时期一种神秘的预测学说。

[3]和缓：即医和、医缓。春秋时期著名医学家。

[4]大札（dà zhá）：疫疠，瘟疫。

[5]荐绅（jiàn shēn）：同"缙绅"。古代高级官吏的装束，亦指有官职或做过官的人。

[6]讧（hòng）：争吵，扰乱。

[7]贱：不尊重，轻视。

[8]辠：罪，罪过。

[9]遽（jù）：急忙，仓猝。

[10]台馆：指朝廷官署。

[11]太史公：即司马迁。字子长，西汉时期著名史学家、文学家、思想家。撰有《史记》一百三十卷。

[12]蚤：同"早"。

[13]上知：指聪慧贤达之人。

[14]物方：事物变化之理。

[15]艺术：技术，技艺。

重刊叙

　　窃闻学不足以致用，何如无学；书不足以育人，何如无书。夫医者，治病之工，掌人司命，非学而不可知也。孙思邈曰："学人必须博极医源，精勤不倦，不得道听途说，而言医道已了，深自误"。葛仙翁云："古之初为道者，莫不兼修医术，以救近祸"。皇甫谧亦言："人受先人之体，有七尺之躯，而不知医事，可谓游魂耳"。顾三坟之书始出，而医道自此兴矣。《周礼》隶医师于天官，以保王躬。《汉书》记论病及国，原诊知政之文。范文正有不为良相，即为良医之志。观方技与王并重，而医道亦自此尊矣。或问：仲尼知医否？予曰：知之。盖仁者，儒道也；医者，仁术也。子曰："肉虽多，不使胜食气""唯酒无量，不及乱"。又谓："君子食无求饱""食无语，寝不言"。足徵仲尼饮食有节，起居有度，此《内经》所谓"圣人不治已病治未病，不治已乱治未乱"是也。《汉书·方技略》载医经、经方、神仙、房中四家，子所谓"不使胜食气""君子食无求饱"之类，乃后世养生导引之术，昉于神仙家，亦医之一端，则曲园翁所斥"子不知医"之说，殆未详考耳。

　　奈何历代粗工，学无所本，唯仗遗技，抱残守缺，偶得坊书，便矜为灵宝，既疏于考证，又弗知变通，执死方以待活病，而欲责效于草石，固鲜难辄效。医道之不前，实由乎于此，宜曲园翁愤然有废医之论作焉。此论即出，后世害道者莫不宗其余韵，或集党营私，或以偏概全，欲图管窥之见以惑国人耳目，其害可胜言哉！

是书阐释经典，追溯源流，纠谬辨伪，旁及诸家，如治病求其本，饮水而思其源。有论无方，意在医医，较之徒以方技名天下者，不大有补于世哉！夕裘曹二贤，闵时医之昏昧，汇聚医籍，去芜存精，不惜自资刊印，以冀医事之复兴，余未尝不叹其鸿志也。故今寓以太宗三鉴之义，汲取俞氏《废医论》《医药说》两篇附之篇末，读者隔垣洞视，意存心手，则古今治医之道可思过半矣。孔子曰："温故而知新"，此之谓也。

甲午仲春
后学郑巍叙

目录

医故上篇

医故下篇

附录

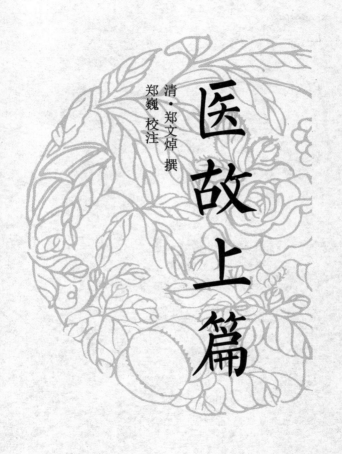

医故上篇

清·郑文焯 撰

郑巍 校注

原医

许慎[1]《说文》曰："醫，治病工也；毉[2]，恶姿也。醫之性然，得酒而使，从酉。王育说，一曰毉，病声，酒所以治病也。《周礼》有醫酒，古者巫彭初作醫"。案：酉酒并训就也。人有病，其声毉，毉以药石，就人血理治之，故谓之醫也。《山海经·海内西经》"开明东有巫彭、巫抵、巫阳、巫履、巫凡、巫相"。郭[3]注："皆神醫也"。《世本》曰："巫彭作醫"，今《太平御览》《玉海》引《世本》并作巫咸，误。《说文·巫部》"巫咸初作巫"，显然二人。顾[4]古者有疾，则祷、巫、醫并行等诸方技。《论语》南人有言曰："人而无恒，不可以作巫醫"。南人信鬼，草木百药，多产于南方，故今巫醫之术，犹盛行于江淮。《史记》云病有六不治[5]，其六曰："信巫不信醫"。是知降神事鬼课诸虚，不若达脉处方徵诸实也。今世扶乩[6]求仙托诸妖妄皆能操药，病者辄有所委制[7]以夭枉其生，其害可胜言哉？

---

[1] 许慎：字叔重，东汉时期著名经学家、文字学家、语言学家，中国文字学开拓者。撰有《说文解字》《五经异义》《淮南鸿烈解诂》等。

[2] 毉（yì）：呻吟声。

[3]郭：即郭璞。字景纯，东晋时期著名文学家、训诂学家、博物学家。曾注释《尔雅》《山海经》《穆天子传》《楚辞》等。

[4]顾：回看，但看。

[5]六不治：语本《史记·扁鹊仓公列传》"骄恣不论于理，一不治也；轻身重财，二不治也；衣食不能适，三不治也；阴阳并，藏气不定，四不治也；形羸不能服药，五不治也；信巫不信医，六不治也"。

[6]扶乩（fú jī）：中国古代的一种占卜之术，又称扶箕、扶鸾、降笔、请仙。

[7]委制：归顺并接受约束。

本草

　　本草之名始于《汉书·平帝纪》《楼护传》。《艺文志》[1]以为《黄帝内外经》，故著录无本草书名也。汉诏言方术、本草。楼护诵医经、本草、方术数十万言。班固[2]叙言《黄帝内外经》"本[3]草石之寒温，原疾病之浅深，今所传有《黄帝内经》，乃原疾病之书，则《本草》，其《外经》欤"？《淮南子》云："神农尝百草，盖金石木果，灿然各别，惟草为难识，炎黄之传，惟别草而已，后遂本之，以分百品，故曰本草"。其言郡县皆合汉名，而以吴郡为大吴，其药有禹余粮、王不留行、徐长卿、石下长卿，亦非周秦之文。其言铅锡，正合《书》《礼》，而与魏晋后反异，然则其书出于张机、华佗同时，无疑也。梁《七录》始载《神农本草》三卷，陶弘景[4]云："存四卷"。是其本经韩保昇云："上、中、下并叙录"，合四卷也。陶分七卷，始改旧编，首列玉石类，言炼饵之术，历著轻身延年之效，盖当时其主多好神仙，清虚在俗，士大夫著书，率贵道家之言。弘景少耽[5]黄老，旁通医经，所撰《真诰》十卷，《协昌期篇》中，有合初神丸及炼麻膎法、治术三方，太极真人遗带散，其方托诸仙真授受，世士罕津逮焉。夫道家所以服饵金石者，皆取其性多沉寒，能制炼狂魄，故方书中多于风疾、恶疮、蛊毒、狂痫诸症用之。今人不究阴阳盈缩，累剂杂投，既失炼化之方，徒伐神明之府，所谓一利大重，竭其精液也。

余尝疑本草名出于汉，而书乱于梁，自通明修纂始以朱墨别之，代有增广，至宋·唐慎微[6]撰《证类本草》三十卷，名物大备，愈失《本经》。陈振孙[7]《书录解题》载其名《大观本草》三十卷。晁公武[8]《读书志》作《证类本草》三十二卷，并题慎微撰。是宋时已有两本。《玉海》纪："绍兴二十七年八月十五日，王继先上校定《大观本草》三十二卷，释音一卷，诏秘书省修润，付胄监镂版行之"。则南宋且有官本，今皆不可见。近行于世者，亦有两本：一为明万历丁丑翻刻元大德壬寅宗文书院本，前有大观二年仁和县尉艾晟序；一为明成化戊子翻刻金泰和甲子晦明轩本，前有宋政和六年提举医学曹孝忠序，称钦奉玉音，使臣杨戬总工刊写，又命孝忠校正润色之。其改称《政和本草》，盖昉[9]于此，实一书也。考大德中所刻大观本作三十一卷，与艾晟所言合。泰和中所刻政和本则以第三十一卷移于三十卷之前，合为一卷，已非大观之旧。又有大定己酉麻革叙及刘祁跋，并称平阳张存惠增入寇宗奭[10]《本草广义》，则益非慎微之旧。然大德所刊大观本亦增入宗奭《广义》，与泰和本同，盖元代重刻又从金本录入也。明·李时珍[11]著《本草纲目》五十二卷，就诸家本草旧有者一千五百一十八种，又补入三百七十四种，意在炫博而疏于考，古今业医者家有一编，以为鸿宝，甚亡谓也。

湘潭王壬秋[12]尝以所订嘉佑官本见示，其书以三品为三卷，尚有圈别，如陶朱墨之异，且在大观、政和以前，未经慎微诸人所增羼[13]，故其言简要，药名视《千金方》所录，转多六十八种，其数合乎旧经。余复取《尔雅郭注》所引本草十事，陆玑《诗疏》引一事，陆德明《经典释文》引二十四事，欧阳询《艺文类聚》引十二事，证以魏·贾思勰《齐民要术》，晋·张华《博物志》，稽含《南方草木状》，崔豹《古今注》，郭璞《山海经注》诸书，依类定名，多所考见，凡杂列于方书中者皆不录，其与嘉佑本异同，得失之故，悉为标举，旁证而博疏之。大氐唐初《本经》旧文未大移改，《别录》之增广者尚少，故《释文》但称陶注。《类聚》间引吴编，其后异本杂出，名义无徵，并失梁以来之仿佛矣。

---

[1]《艺文志》：即《汉书·艺文志》。

[2]班固：字孟坚，东汉时期著名文学家、辞赋家、史学家。撰有《汉书》《白虎通德论》《两都赋》等。

[3]本：原来，原本。

[4]陶弘景：字通明，自号华阳隐居，南朝时期著名道士、医学家、药物学家。撰有《本草经集注》《真诰》等。

[5]耽：沉溺，入迷。

[6]唐慎微：字审元，北宋时期著名医药学家。撰有《证类本草》三十卷。

[7]陈振孙：字伯玉，号直斋，南宋时期著名藏书家、目录学家。撰有《直斋书录解题》五十六卷。

[8]晁公武：字子止，人称昭德先生，南宋时期著名藏书家、目录学家。撰有《郡斋读书志》二十卷。

[9]昉（fǎng）：起始，开始。

[10]寇宗奭（shì）：北宋时期著名药物学家。撰有《本草衍义》二十卷。

[11]李时珍：字东璧，号濒湖，明代著名医学家、药物学家。撰有《本草纲目》《濒湖脉诀》等。

[12]王壬秋：即王闿运。字壬秋，号湘绮，晚清著名经学家、文学家。撰有《湘绮楼诗集》《湘绮楼文集》等。

[13]羼（chàn）：搀入，搀杂。

素问

  《汉·艺文志》载《黄帝内经》十八篇，无《素问》之名。今所传汉·张机《伤寒论》引之，始云撰用《素问》。晋·皇甫谧[1]《甲乙经》序称："《针经》九卷、《素问》九卷，皆为《内经》"。与《汉志》十八篇之数合，其名盖起于汉晋之间，故《隋书·经籍志》始著录也。愚以为《班志》[2]所记《内外经》[3]者，必当时方术之士相承之师说托诸皇古，非黄帝故有其书也。太史公所谓："百家言黄帝，其文不雅训"。良其风轨，由来旧矣。若今日本景宋椠[4]《素问》二十四卷，号为善本。篇中所列《金匮真言》《灵兰秘典》《玉版论要》《玉机真藏》诸论，其立名颇为六朝之人伪托，且自《天元纪大论》以下，卷帙独多，所载之事与余篇绝不相通。宋·林亿等校正，疑此七篇乃《阴阳大论》之文。唐·王冰[5]注是书，取以补所亡之卷是也。考之周秦诸子，并无黄帝问医于岐伯之说。《汉志》有《黄帝岐伯按摩》十卷，《方技》[6]叙云："大古有岐伯、俞拊"。是岐伯固黄帝时善医者也。皇甫谧《帝王世纪》曰："黄帝使岐伯尝味草木，典医疗疾，今经方、本草之书出焉"。又曰："黄帝有熊氏，命雷公、岐伯论经脉，旁通问难八十一，为《难经》；教制九针，著《内外术经》十八卷"。《搜神记》乃演其事，谓："黄帝赭鞭鞭百草，尽知其平毒寒温之性"。其辞尤荒诞不经，固伪书而托名张华[7]者。余以谧撰《世纪》言岐伯典医事，未尝及《素问》，其《甲乙经》序始称："今有《素问》九卷"，亦不言所自出。谧又以《素问》第九卷名为《针经》。杨玄操[8]云："《黄帝内经》二帙，帙各九卷"。按：隋唐《志》止称《素问》，宋《中兴书目》始云《黄帝内经》。《素问》，盖本王冰说；《素问》，即其经之九卷也。

国朝绩谿[9]胡澍[10]纂《素问校义》，谓："素者，法也。郑注《士丧礼》曰：形法定为素。宣十一年《左传》曰：不愆于素，并训素为法。素问者，法问也；犹杨雄[11]著书，谓之《法言》也"。审是则《素问》之名当始于汉季，而篇目窜乱于晋，别本盛行于隋唐。今惟王冰注本行世，颇有增补，其每篇下所注"全元起本第几字"，虽可考见其旧次，而晋隋以上之本文，仅亦十存其五六尔。至张机《伤寒论》所引，未为佳证。《汉书》无张机传，其《伤寒论》十卷又皆晋·王叔和所编，其称述《素问》之言，安知非叔和之悬解乎？

---

[1]皇甫谧：字士安，自号玄晏先生，魏晋时期文学家、医学家。撰有《针灸甲乙经》《历代帝王世纪》等。

[2]《班志》：即班固《汉书》。

[3]《内外经》：即《黄帝内经》《黄帝外经》。

[4]椠（qiàn）：古书的刻本。

[5]王冰：号启玄子，唐代医学家。撰有《补注黄帝内经素问》二十四卷。

[6]《方技》：即《汉书·艺文志·方技略》。

[7]张华：字茂先，西晋时期政治家、文学家。撰有《博物志》十卷。

[8]杨玄操：唐代医学家。撰有《黄帝八十一难经注》《黄帝明堂经》等。

[9]绩谿：古县名，今安徽绩溪县。

[10]胡澍：字荄甫，号石生，清代医学家。撰有《黄帝内经素问校义》一卷。

[11]杨雄：字子云，西汉时期哲学家、文学家、语言学家。撰有《扬子法言》十卷。

灵枢

晁公武《读书志》曰："王冰谓《灵枢经》即《汉志·黄帝内经》十八卷之九。或谓好事者于皇甫谧所集《内经·仓公论》中抄出之，名为古书，未知孰是"。案：是书汉隋唐《志》皆不录，唐有灵宝注《黄帝九灵经》十二卷，今所传《灵枢》卷数亦同。元·吕复[1]《群经古方论》谓："王冰以《九灵》更名为《灵枢》"。又谓："《九灵》尤详于针，故皇甫谧名为《针经》，苟一经而二名。不应《唐志》别出《针经》十二卷，是《灵枢》不及《素问》之古，宋元人已言之"。杭世骏[2]《道古堂集》跋《灵枢经》亦云："王冰以《九灵》名《灵枢》，不知所本。观其文义浅短，似窃取《素问》而铺张之，其为冰所伪托可知，后人莫有传其书者。至宋绍兴中，锦官[3]史崧乃云家藏旧本《灵枢》九卷，除已具状经所属申明外，准使府指挥依条申转运司选官详定，具书送秘书省国子监。是此书至宋中世始出，未经高保衡、林亿等校定也。其中《十二经水》一篇，黄帝时无此名，冰特据所见而妄臆度之云云"。其考证至为显确。史崧叙称："旧本九卷，八十一篇"，盖附会《难经》篇数而为之者。宋·王应麟[4]纂《玉海》，谓："王冰以《针经》为《灵枢》，故席延赏云《灵枢》之名，时最后出"。金·李杲[5]博究方书，使罗天益[6]作《类经》，兼采《素问》、

《灵枢》。明·马莳[7]亦据《汉志·内经》十八篇之文，以《素问》《灵枢》各九卷当之。复引《素问·离合真邪论》中九针九篇，因而九之九九八十一篇数，语定为《素问》。旧编岂《黄帝三书》并皆八十一篇，而《汉志》不载其一，是可疑也。今人见《素问注》中多引《灵枢》之言，遂以《灵枢》并尊为古经，不知冰既伪托，从而繁引以翼其传，注中或云："具在《灵枢经》""此为错简"，殆欲自圆其说，故抑此以伸彼欤？

---

[1]吕复：字元膺，晚号沧州翁，元代医学家。撰有《群经古方论》《切脉枢要》《养生杂言》等。

[2]杭世骏：字大宗，别号智光居士、春水老人，清代文学家、史学家、书画家。撰有《史记考证》《三国志补注》《道古堂诗集》《石经考异》等。

[3]锦官：古地名，今四川成都市。

[4]王应麟：字伯厚，号深宁居士，南宋著名文学家、教育家、政治家。撰有《玉海》《困学纪闻》等。

[5]李杲：字明之，晚号东垣老人，中国医学史上"金元四大家"之一。撰有《脾胃论》《兰室秘藏》等。

[6]罗天益：字谦甫，元代医学家。撰有《卫生宝鉴》《内经类编试效方》。

[7]马莳：字元台，明代医学家。撰有《黄帝内经素问注证发微》《黄帝内经灵枢注证发微》。

难经

　　《难经》名始见于《世纪》，曰："黄帝命岐伯论经脉，旁通问难八十一，为《难经》"。《隋志》始载《难经》二卷，《唐志》遂属之越人。晁公武云："吴太医令吕广注，则其文当出三国以前"。又称："唐·杨玄操编次，为十三类"。则其书已非吕氏之旧。然张守节注《史记·扁鹊仓公列传》，所引十三条并吕杨注，悉与今合，是唐本旧文，犹可见也。考《扁鹊传》，姓秦氏，名越人；《难经》叙云："秦越人与轩辕时扁鹊相类，仍号之为扁鹊。又家于卢国，因命之曰卢医也"。是为战国时之扁鹊，长桑君所传与禁方书者。《仓公传》又称："元里[1]公乘阳庆[2]年七十余，无子，使意[3]尽去其故方，更悉以禁方予之，传黄帝扁鹊之脉书，五色诊病，知人死生，决嫌疑，定可治及药论甚精"。观于扁鹊与黄帝并称，其非越人之扁鹊可知。顾黄帝臣有扁鹊善医，其事见于古史者绝少。《汉志》有《泰始黄帝扁鹊俞附方》二十三卷，应劭[4]曰："黄帝时医，其轩辕时之扁鹊，亦有传方"。与太史公云："至今天下言脉者，由扁鹊也"。是谓越人虽以技见殃[5]，而其技终传。然则越人之为，方当时固有其书也。而《传》中叙列綦[6]详，未尝言其有《难经》之作，《汉志》但有《扁鹊内外经》。今考《扁鹊传》，所论脉法颇足与《难经》相发明，或其遗经之十一，与张机《伤寒论·平脉篇》中所称"经说"，今在第五难中，唐人并引以注经史。贾公彦[7]《周礼·疾医疏》称《黄帝八十一难经》，张守节《史记正义》所引，并及吴·吕广、唐·杨玄操之注，所见者当是隋唐旧本。若王勃[8]序所称："岐伯授黄帝递传至于文王，历九师以授医和，和历六师以授秦越人，始定立章句"说甚荒唐！然其书虽非出之越人，犹为方书之近古者尔。

---

[1]元里：古地名，今陕西澄城县南。

[2]公乘阳庆：西汉时期著名医学家。

[3]意：即淳于意。西汉时期著名医学家，曾任齐国太仓令，故又称"仓公"。

[4]应劭：字仲瑗，东汉桓帝时名臣。撰有《汉官仪》《风俗通义》等。

[5]殃：祸害，灾害。《史记·扁鹊仓公列传》载："秦太医令李醯自知伎不如扁鹊也，使人刺杀之。至今天下言脉者，由扁鹊也"。

[6]綦（qí）：极，很。

[7]贾公彦：唐代儒家学者、经学家、《三礼》学家。撰有《周礼义疏》《仪礼义疏》等。

[8]王勃：字子安，唐代著名诗人。与卢照邻、杨炯、骆宾王并称为"初唐四杰"。

甲乙经

　　《甲乙经》者，盖皆汉魏间方家传述之遗，后乃杂见于《针经》《素问》《明堂孔穴针灸治要》诸书中。皇甫谧所见，已失旧第，故其叙云："三部同归，文多重复，错互非一"。又云："撰集三部，使事类相从，删其浮词，除其重复，为十二卷"。是知书本丛残，复经士安删订，衷[1]合而成。甲乙者，次第之谓意，即谧名之者，所谓撰集三部，事类相从也。宋·王应麟亦言："其刺《内经》而为《甲乙》"。信然！《隋志》以为古逸之余，故冠以黄帝，而不云谧撰。《梁志》则不著撰人姓名。《旧唐书·经籍志》称《黄帝三部针经》十三卷，始署谧名，较梁本多其一卷，盖併音一卷计之。《新唐书·艺文志》既有《黄帝甲乙经》十二卷，又有皇甫谧《黄帝三部针经》十三卷，兼袭二《志》之文，伪舛[2]滋甚！书凡一百二十八篇，各分上、中、下。句中夹注，多引杨上善[3]《太素经》、孙思邈[4]《千金方》、王冰《素问注》、王惟德[5]《铜人图》，参考异同，其书皆在谧后，盖宋·林亿等校正所加，非谧之旧也。

　　是编今仅有明·吴勉学[6]刻《古今医统》[7]本，踳[8]驳不免考订莫由。宋·林亿等校《千金要方》，《针灸上下篇》及《素问注新校正》[9]往往引之，可知其书至宋治平[10]间乃盛行也。书中论孔穴、针灸之道，可与《素问·刺要》《针解》诸篇参观。其旨，谧叙谓："皆黄帝、岐伯遗事"，则亦附会之词尔。

[1]裒（póu）：汇集，聚集。

[2]舛（chuǎn）：错误，错乱。

[3]杨上善：唐代医学家。撰有《黄帝内经太素》三十卷。

[4]孙思邈：唐代著名道士、医学家、药物学家。撰有《千金要方》《千金翼方》。

[5]王惟德：北宋时期著名医学家。撰有《铜人腧穴针灸图经》三卷。

[6]吴勉学：字肖愚，号师古，明代著名刻书家、藏书家。史称其"博学多识，家富藏书"，一生致力于藏书和刊刻图书事业。撰有《对类考注》《师古斋汇聚简便方》等。

[7]《古今医统》：即《古今医统正脉全书》。

[8]踳（chǔn）：相背，乖谬。

[9]《素问注新校正》：即《重广补注黄帝内经素问》。

[10]治平：（1064-1067）北宋时期宋英宗赵曙所用的年号。

金匮玉函经

　　《金匮玉函经》旧传汉·张仲景撰，晋·王叔和集。设答问、杂病、形证、脉理，参以疗治之方。晁公武、陈振孙并载八卷，谓："此书乃王洙于官阁蠹简[1]中得之，曰《金匮玉函要略方》。上卷论伤寒，中论杂病，下载其方，并疗妇人，乃录而传之。今书以逐方次于证候之下，以便检用。其所论伤寒，文多节略，故但取杂病以下，止服食禁忌二十五篇，二百六十二方，而仍其旧名"。《四库书目提要》云："是书叔和所编，本为三卷，洙抄存其后二卷，后又以方一卷散附于二十五篇内，已非叔和之旧。然自宋以来，医家奉为典型，与《素问》《难经》并重"。余考《汉书》既无仲景之名，《晋书》又阙叔和之传，隋唐官《志》不载其书。晁陈私录始论其世方家依托等诸无徵，其书至宋始传，又未经林亿等校进，仅于《千金方·伤寒注》中称引《要略》云云"。且《名医录》但称仲景著《伤寒论》二十二篇，未及此书，或即其论中逸篇，叔和裒集以传者。康熙间，嘉兴徐彬[2]为之论注，次二十四卷，并失洙本之旧矣。

---

[1]蠹简（dù jiǎn）：指破旧书籍。
[2]徐彬：字忠可，清代医学家。撰有《金匮要略论注》《伤寒方论》《伤寒图说》等。

伤寒论

仲景《伤寒论》十卷，梁以前无称者。孙思邈《千金方》论伤寒，多引仲景之说，而云："江南诸师，秘仲景要方不传"。《千金翼方》又曰："尝见太医疗伤寒，惟大青、知母等诸冷物投之，极与仲景本意相反，汤药虽行，百无一效。伤其如此，遂披《伤寒大论》，鸠集[1]要妙，以为其方。行之以来，未有不验"。其谓《伤寒大论》，即此书也。叶梦得[2]《避暑录话》称："思邈作《千金要方》时，已百余岁，妙尽古今方书之要，独伤寒似未尽通仲景之言，故不敢深论。后三十年作《千金翼》，论伤寒者居半，盖始得之"。余以张守节纂《史记正义》引王叔和《脉经》，而不及仲景此论，是其书之晚出可证。晁公武《郡斋读书志》题汉·张仲景述，晋·王叔和撰次。案：《名医录》云："仲景南阳人，名机；仲景，其字也。举孝廉，官至长沙太守。以宗族二百余口，建安纪年以来，未及十稔[3]，死者三之二，而伤寒居其七，乃著论二十二篇，证外合三百九十七法，一百十二方"。陈振孙称其文辞简古奥雅，又名《伤寒卒病论》。按：伤寒名起于《素问·生气通天论》，云："冬伤于寒，春必温病"。又云："风者，百病之始，清静则肉理闭拒，虽有大风苛毒，弗之能害，此因时之序也。故病久则传化，上下不并"。是《伤寒》传经之说可证。《汉志》

有《风寒热十六病方》《五脏伤中十一病方》，其中或具伤寒之证。《魏志·华佗传》有府吏倪寻、李延共止，俱头痛身热，所苦正同。佗曰："寻当下之，延当发汗"。或难其异，佗曰："寻外实，延内实，故治之宜殊"。其云头痛身热，即伤寒本病，今治有宜汗、宜下之方，盖昉于此。而孙思邈引华佗疗伤寒诸说，今《后汉书》《魏志》及别《传》并不载。宋·庞安时[4]《伤寒总病论》有解华佗内外实说，为阳表阴里之辨，而疑陈寿著《佗传》，误用内外字，其说近理。是书自叔和编集，而经方始传，今隋唐《志》皆载之。宋·林亿等始校，上颁行；金·成无己[5]乃为之注，并以自撰《明理论》三卷，论方一卷附之；明·方有执[6]作《条辨》，则历诋叔和、无己多所改窜，且以叙例一篇，为叔和伪托而删之。

国朝喻昌[7]作《尚论篇》，攻击尤详，皆剿袭方氏说，自谓"复长沙之旧本"。康熙间，顺天林起龙又丑诋喻氏，取方本点注而重刊之，今医家所据，惟此而已。窃谓是论本仲景未成之书，叔和编次止名一家之言，自宋·庞安常、朱肱[8]、许叔微[9]、韩祗和[10]、王实[11]之流互相阐发，变通于其间，而叔和之学微；金元·成无己、刘完素[12]、马宗素诸家，又从而难宋人之所学；明·方有执、刘纯[13]、皇甫中辈，则并叔和而非之，而仲景书几无完本。近世如喻昌之《尚论》，张登之《舌鉴》，张倬之《兼证析义》，徐大椿[14]之《类方》，张璐[15]之《缵论》，吴仪洛[16]之《分经》，郑重光[17]之《续注》，黄元御[18]之《悬解》《说意》诸书，侥得侥失，伐异党同，其攻取既不资经史之左证，其门户又非若汉宋之师承。此亦一是非，彼亦一是非，必待审证饮药而后知之。此《班志》引谚所谓"有病不治，常得中医也"。

---

[1]鸠集：聚集，搜集。

[2]叶梦得：字少蕴，自号石林居士，南宋时期著名词学家、文学家。撰有《石林燕语》《石林词》《石林诗话》《避暑录话》等。

[3]稔：同"年"。

[4]庞安时：字安常，自号蕲水道人，北宋时期著名医学家。撰有《伤寒总病论》六卷。

[5]成无己：宋金时期医学家。撰有《注解伤寒论》《伤寒明理论》。

[6]方有执：字中行，号九山山人，明代医学家。撰有《伤寒论条辨》八卷。

[7]喻昌：字嘉言，号西昌老人，清代著名医学家。与张路玉、吴谦齐名，清初三大名医之一。撰有《寓意草》《尚论篇》《尚论后篇》《医门法律》等。

[8]朱肱：字翼中，号无求子，北宋时期医学博士。撰有《南阳活人书》《内外二景图》等。

[9]许叔微：字知可，南宋时期著名医学家。撰有《伤寒百证歌》《伤寒九十论》《类证普济本事方》等。

[10]韩祗和：北宋时期医学家。撰有《伤寒微旨论》二卷。

[11]王实：北宋时期医学家。撰有《伤寒证治》三卷。

[12]刘完素：字守真，自号通元处士，中国医学史上"金元四大家"之一。撰有《素问玄机原病式》《黄帝素问宣明论方》《三消论》等。

[13]刘纯：字宗厚，明代医学家。撰有《医经小学》《玉机微义》等。

[14]徐大椿：字灵胎，号洄溪，晚号洄溪老人，清代著名医学家。撰有《医学源流论》《医贯砭》《兰台轨范》《慎疾刍言》《难经经释》《神农本草经百种录》等。

[15]张璐：字路玉，晚号石顽老人，清初三大名医之一。撰有《伤寒缵论》《张氏医通》《千金方衍义》《本经逢原》《诊宗三昧》等。其子张登、张倬继承家学，著有《伤寒舌鉴》《伤寒兼证析义》。

[16]吴仪洛：字遵程，清代著名医学家。撰有《伤寒分经》《本草从新》《成方切用》等。

[17]郑重光：字在辛，号素圃，清代著名医学家。撰有《伤寒论条辨续注》《伤寒论正辨》《瘟疫论补注》《素圃医案》等。

[18]黄元御：字坤载，号研农，别号玉楸子，清代著名医学家。撰有《伤寒悬解》《金匮悬解》《伤寒说意》《四圣心源》《素灵微蕴》《四圣悬枢》《长沙药解》《玉楸药解》等。

肘后方

葛洪《肘后方》者，盖后人以《抱朴子·内篇》所称"肘后丹法"附会而名之也。其所言惟金华和丹一方，与今所传治疾者不类。又《杂应篇》云："余所撰《玉函方》，皆分别病名，以类相续，不相杂错，共九十三卷，皆单行径易[1]，篱陌[2]之间，顾盼皆药，众急之病，无不毕备，家有此方，可不用医"。是今书与洪所言《玉函方》义例正合，不知何以名《肘后》也。《晋书·洪传》无之，《隋·经籍志》始载其书六卷。《梁志》二卷云："陶弘景补阙《肘后百一方》九卷，亡"。《宋志》止有葛书，是陶书在隋已亡。而至元间乌氏所云得其本于平乡[3]郭氏者，特后人取陶叙而依托之耳。金·杨用道又以唐慎微《本草》诸方附于《肘后》随证之下，为《附广肘后方》，其书益加羼乱。明嘉靖中，襄阳守吕容所刊始别，题杨氏，附方列之于后，而葛陶二家之方，亦不能辨。今刻有程永培[4]《六醴斋》本，视吕刻无甚出入。案：是书立名不一，《隋志》但称《葛洪肘后方》，《梁志》始别之，以陶所补者，称《肘后百一方》。《南史》亦云："陶弘景著《肘后百一方》"。《玉海》纪："开元十一年七月丁亥，敕诸州写《本草》及《百一集验方》，与经史同贮"。则并谓陶书也。宋·林亿等校《千金方》，注中所引《肘后方》则浑名之。陈振孙题《肘后百一方》

云："本名《肘后救卒方》。率多易得之药，凡八十六首，陶并七首，加二十二首，共为一百一首。取佛书人有四大[5]，一大辄有一病[6]之义名之"。范氏[7]天一阁藏本又称《肘后备急方》八卷。盖自梁以来，葛陶二书，混合为一，遂无定称，而单方秘法，简要易明，其先必附《陶注本草》以行者，故唐开元诏写《百一集验方》与《本草》并称也。

[1]径易：简便，便当。

[2]篱陌：篱边，田头。

[3]平乡：地名，今河北平乡县。

[4]程永培：字瘦樵，清代医学家。辑刊《咽喉经验秘传》《六醴斋医书》《金镜内台方议》《六科准绳》等。

[5]四大：即地、水、风、火四种元素。

[6]一病：《直斋书录解题》卷十三作"一百一病"。

[7]范氏：即范钦。字尧卿，号东明，明代著名藏书家。

脉经

王叔和《脉经》十卷，隋唐《志》并载之。考叔和之名不见《晋书》，疑叔和为其人字，古今著录，多与仲景并称，可知其两人皆以字行也。案：唐·甘伯宗《名医传》云："叔和，西晋高平人；性度沉靖，博通经方，精意诊处，尤好著述。其书纂岐伯、华佗等论脉要诀所成，叙阴阳表里，辩三部九侯，分人迎、气口、神门，条十二经，二十四气，奇经八脉，五脏六腑，三焦四时之疴，纤悉[1]备具，凡九十七篇"。今《史记正义》《素问》《千金方》注中所引皆是。其《脉诀》一卷，元·吕复谓："六朝高阳生所伪托"。陈振孙谓："熙宁以后人所为，其文皆浅俚易诵，故俗医犹相传习"。太史公论"天下言脉者，由扁鹊"，而于《仓公传》中记其为人切脉验死生事尤详。又言："公乘阳庆传脉书上下经"。《后汉·郭玉》《华佗传》并称"方诊之技"。汉以前但言视病，而不及脉法。《周礼·疡医》"以咸养脉"谓："五味以类相养，非谓切脉以知病也"。《疾医》"参之以九脏[2]之动"。郑注谓："脉至与不至。脉之大候，要在阳明寸口[3]"。《说文》云："血理分衺[4]行体者，从脉从血"。《释名》"脉，幕也；幕络一体"。《汉志》医经七家，班叙云："原人血脉、经络、骨髓、阴阳、表里，以起百病之本，死生之分"。盖其书专论经脉之理，其经方十一家，则皆原病、施药、处方而已。唐宋《志》并以经脉别为一类，而叔和书最行于世。今多以通真子《脉要新括》羼入旧编，元·戴启宗[5]著《刊误》二卷，抉摘[6]伪妄，亦不能尽复其旧焉。

[1]纤悉（xiān xī）：细致而详尽。
[2]九脏：即心、肝、脾、肺、肾、胃、大肠、小肠及膀胱。
[3]阳明寸口：《周礼义疏》注曰："阳明者，在大拇指本骨之高处，与第二指间；寸口者，大拇指本高骨后一寸是也"。
[4]袤（mào）：长度。
[5]戴启宗：字同父，元代医学家。撰有《脉诀刊误》二卷。
[6]抉摘：挑选，择取。

千金方

    《千金方》三十卷，唐·孙思邈撰。思邈，华原人；《唐书·隐逸传》称其少时，周洛州刺史独孤信[1]目为圣童；及长，隐居太白山。隋文帝辅政，以国子[2]博士徵，不起。是其生于周末，长而入隋，至唐太宗贞观间成是书，盖犹未老也。

    《四库提要》引卢照邻[3]《病梨赋》叙称："癸酉岁于长安见思邈，自云开皇辛酉岁生，今年九十二"。则思邈生于隋朝，照邻乃其弟子，记其师言必不妄。惟开皇纪号凡二十年，止于庚申，次年辛酉已改元仁寿，与史不符。又由唐高宗咸亨四年癸酉上推九十二年，为开皇二年壬寅，实非辛酉，干支亦不相应。然自癸酉上推九十三年，正得开皇元年[4]辛丑，盖《卢集》传写伪异，以辛丑为辛酉，以九十三为九十二也。史又称："思邈卒于永淳元年[5]，年百余岁"。自是年上推至开皇辛丑，正一百二年，数亦相合，则生于后周被徵不起之说，为史误审矣。

    是编博据精解，汉晋方技多赖以传，晁公武谓："后世或能窥其一二，未有不为名医者"。陈振孙跋隋·巢元方《诸病源候论》五十卷，云："今按《千金方》诸论，多本之"。是其书在宋时已号为精博，林亿等校进，又益以古书旁证，附于注中。其后叙乃极称："是书于张仲景之法，十居其二三，陈延之[6]《小品》，十居其五六，既备有《汉志》四种之事，又兼载唐令二家之学"。咏叹之情，流溢词表。今日本江户医学影北宋椠，剞劂[7]精完，最为善本。顾其中，古言古义，良法良方，既非时医所能明，亦非善用者不能速其效。余尝致力于此，每以治家人疾，审证处剂，发药辄验，乃叹其立意微妙，信而有徵。今人多以高古病之，俱[8]矣！又《太平广记》载："思邈曾救昆明池龙，得龙宫仙方三十首，散入《千金方》中"。则小说家言，无足深辨，宜[9]林亿斥其以附致[10]为奇也。思邈又纂《千金方翼》三十卷，亦其一家之学，辨论方法见于《前方》者，十之五六，惟伤寒部中，发明仲景之论，足辅前功。叶梦得称其用志精审，陈振孙谓其末兼及禁术，用之多验。

今刻有日本影元大德本与仿宋本《千金方》并行，前有考异一卷，乃彼国医官小岛尚质等据唐宋写本及元明诸椠斠[11]订，补厥正伪，悉复治平之旧。近有辨其为伪托者，以为《千金髓》之类，殆亦疏于考证尔。

---

[1]独孤信：原名独孤如愿，鲜卑望族，西魏、北周时期八大柱国之一。
[2]国子：即国子学。中国古代教育机关和最高学府。

[3]卢照邻：字升之，自号幽忧子，唐代著名诗人。撰有《卢升之集》、《幽忧子集》。

[4]开皇元年：即公元581年。

[5]永淳元年：即公元682年。

[6]陈延之：南北朝时期医学家。撰有《小品方》十二卷。

[7]刐劂（jī jué）：雕版，刻印。

[8]俱（diān）：同"颠"。

[9]宜：难怪，无怪。

[10]附致：附会，附和。

[11]斠（jiào）：同"校"，校正。

外台秘要

  《唐书·王珪[1]传》言："其孙焘[2]，性至孝，为徐州司马。母有疾，弥年[3]不废带，视絮汤剂。数从高医游，遂穷其术，因以所学，作《外台秘要》，讨绎精明，世宝焉"。《唐志》载其书四十卷，又《外台要略》十卷。今《要略》久佚。是书为宋治平四年孙兆等所校，前有天宝十载焘自为叙。晁公武谓："其天宝中，出守房陵[4]及太宁郡[5]，故以外台名。其书凡一千一百四门，皆先论而后方，其论多宗《巢氏病源》，每条引书必详注其名第"。陈振孙在南宋末已称："所引《小品》《深师》、崔氏[6]、许仁则[7]、张文仲[8]之类，今无传者，犹间见于此书"。案：林亿等校《千金方》，博采诸家方论，如《小品》《深师》诸说尚多，余尝集其名类，间为审定，岂南宋时典籍散失，振孙独于是编所称述者，叹为仅见耶？至其中所列单方、禁术，多出于巢元方、孙思邈之书，而或以唐宋说部[9]据为异证，则亦博古而未瑕深考尔。《郡斋读书志》及《中兴书目》并言："焘居台阁二十余年，久知弘文馆，得古今方书数千百卷"。其纂是编，则成于守郏时也。

---

[1]王珪：字叔玠，唐代著名政治家。与房玄龄、魏征、杜如晦并称为"唐初四大名相"。

[2]焘（dào）：即王焘。唐代著名医学家，曾任徐州司马及邺郡太守。撰有《外台秘要》四十卷。

[3]弥年：经年，常年。

[4]房陵：古地名，今湖北房县境内。

[5]太宁郡：《郡斋读书志校证》卷十五作"大宁郡"。古地名，今山西隰县。

[6]崔氏：即崔知悌。唐代著名医学家。撰有《纂要方》《骨蒸病灸方》等，均未见传世。

[7]许仁则：唐代著名医学家。撰有《子母秘录》十卷，未见传世。

[8]张文仲：唐代著名医学家。撰有《张文仲灸经》《随身备急方》等，均未见传世。

[9]说部：关于逸闻、小说之类的著作。

总论

论曰：今天下言医之弊，大氐以无本之学，诊有过之脉，而欲责效于草石，断断难矣！或曰：操古方以治今疾，其势既不能尽合，且吉凶之数，气感百变，圣人有死，神医莫为。然则舍是而为，道将不验诸人而验诸天欤？太史公论"病有六不治"，后汉·郭玉亦言："疗贵人有四难[1]"，尹子[2]曰："与死者同病，难为良医"，皆论理而不及数。必谓古医为能生死人，则扁鹊至今存也。

夫人而好[3]为医，是诚大患。焚其书，绝其徒，是必率天下无病而后可。余惟古之医工皆有高义，为人疗治，莫不具书操药以往。切脉望色，听声写形，决其证之所在而后处方剂，验其药之所应而后去病所，度节气以温冷之，察饮食以消息之，病不及危而医易为理。今人必疾苦大渐，始仓皇求活于庸医之手，故所失多也。医或好利，欲以不疾者为功，日且诊数十症，憧憧[4]往来，迷不知其所止，虽三世之工，亦奚[5]以为！或又谓经方遗传，至宋始广，辨难折中，后来居上，不知医之类书备于唐，而门户分于宋，盖唐人务博，述古而不名家，故其弊少。自《和剂局方》[6]陈裴之学兴，而宗丹溪[7]者，乃启攻讦之渐。金元以降，学派益繁，各行其是，徒以医无定法，滋不肖之口，故自唐以后，虽有名篇，吾无取焉。夫今之方家所称仲景、叔和者，

32

犹汉晋之言黄帝、扁鹊也。其为道，不甚相远；其为用，毫芒即乖。使达者任之，因端见端，意在方药之先，神存心手之际。至于阴阳表里，经络腧穴，六气之疾，三候之诊，匪[8]所素习，卒难通方。是故审证不诡[9]于今，处剂必准于古，明乎此而以约失之者，盖亦寡矣。

---

[1]四难：语本《后汉书•郭玉传》"自用意而不任医，一难也；将身不谨，二难也；骨节安间，不能使药，三难也；好逸恶劳，四难也"。

[2]尹子：即尹喜。字文公，道教楼观派祖师。撰有《文始真经》二卷。

[3]好（hào）：好高骛远。

[4]憧憧：指往来不断的样子。

[5]奚：同"何"。

[6]《和剂局方》：全称《太平惠民和剂局方》。由宋代医官裴宗元、陈师文等奉命厘正校订，多收录当时医家及民间常用验方。

[7]丹溪：即朱丹溪。字彦修，名震亨，中国医学史上"金元四大家"之一。撰有《丹溪心法》《格致余论》《局方发挥》等。

[8]匪：不，不是。

[9]诡：违背，违反。

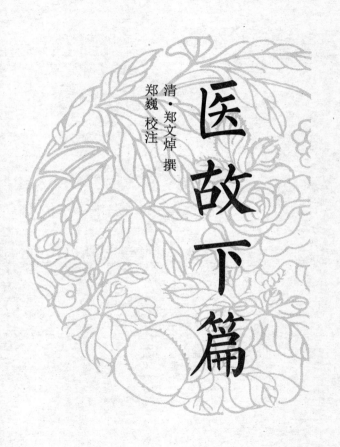

医故下篇

清·郑文焯 撰

郑巍 校注

药剂

古人分药，惟散者用钱度之，故方有云若干钱，率以钱面抄药，视其所没之字为轻重。《千金方》云："钱匕者，以大钱上全抄之。若云半钱匕者，则是一钱抄取一边尔，并用五铢钱也。钱五匕者，今五铢钱边五字者以抄之，亦令不落为度"。《后汉书》称："华佗心识分铢，不假称量"。又"军吏李成苦欬，昼夜不寐，佗以为肠痈，与散两钱服之"。案：汉唐钱法各异，孙思邈所称"今五铢者"，盖仍初唐之制。史称："高祖即位，仍用隋之五铢钱，武德四年始行开元通宝[1]。隋制五铢，重如其文，每钱一千，重四斤二两"。太公[2]《圜法》[3]"凡钱，轻重以铢"。郑虔[4]《会粹》纪开元制，云："每两二十四铢，则一钱重二铢半以下，古秤比今秤三之一也，则今钱为古秤之七铢以上，古五铢则加重二铢以上"。丘琼山[5]曰："凡造一钱，用铜一钱，此开元通宝所以最得轻重大小之中也。此后如太平[6]、淳化[7]之类，并仿此制，至今行之"。余以今医处剂，不别汤散，但用钱数，轻重悉[8]听之药肆，欲合古方，甚非谓也！古钱行于今者，惟唐之开元铢两易明，取以权药，庶无失宜。《千金方》又云："古秤惟有铢两而无分名，今则以十黍为一铢，六铢为一分，四分为一两，十六两为一斤，此则神农之称也。吴人以二两为一两，隋人以三两为一两，按：吴有复秤、单

37

秤；隋有大升、小升之别。今依四分为一两称为定。方家凡云等分者，皆是丸散，随病轻重，所须多少，无定铢两，三种五种皆悉分两同等耳。凡丸散云若干分两者，是品诸药宜多宜少，非必止于若干之分两也。假令日服三方寸匕，须差止，是三五两药耳。凡散药有云刀圭者，十分方寸匕之一，准如梧桐子大也。方寸匕者，作匕正方一寸，抄散取不落为度。一撮者，四刀圭也；十撮为一勺，两勺[9]为一合。以药升分之者，谓药有虚实轻重，不得用斤两，则以升平之。药升方作，上径一寸，下径六分，深八分，内散药勿按抑之，正尔微动令平调耳。又古人用药至少，分两亦轻，差[10]病极多，今人感病厚重，药力轻虚，处方者常须加意，重复用药，药力乃有力”。是知唐时药剂，较古为重。宋·庞安常上苏子瞻[11]《辨伤寒论书》[12]云唐大和中，徐氏撰《济要方》，其引云：“秤两与前代不同，升合与当时稍异。近日重新纂集，约旧删修，不惟加减得中，实亦分两不广”。又引陶隐居云：“古今人体大小或异，脏腑血气亦有差焉。请以意酌量药品分两，古引以明，取所服多少配之，或一分为二，或二铢为两，以盏当升可也”。又芍药甘草汤注云：“按古之三两，准今之一两；古之三升，准今之一升”。宋·林亿等校《千金方》，亦称今例如此。若以古方裁减，以合今升秤，则铢两升合之分毫难从俗，莫若以古今升秤均等，而减半为一剂，稍增其枚粒，乃便于俗尔。且仲景方云一剂尽，病证犹在者，更作减半之剂。此古方一剂，又加其半，庶可防病未尽而服之。有不禁大汤剂者，再减半亦得。贫家难辨，或临时抄撮皆可。粗末每抄五钱，水两平盏，煎八分服之。是知宋时药剂又薄于古，视唐则减三之一焉。今称药无铢名，古方分两又多经后人改从今秤，盖自宋已然，取其适俗用尔。而今剂之重，反过于唐，医者昧昧，意为增损，知此者亦鲜矣。《物理论》曰："原疾疹[13]之轻重，量药剂之多寡，贯微达幽，不失细小"。此虽医之一隅，可不慎欤？

---

[1]开元通宝：唐代主要流通的货币。

[2]太公：即姜子牙。西周时期著名韬略家、军事家、政治家。撰有《太公六韬》《乾坤万年歌》等。

[3]《圜法》（huán fǎ）：即《九府圜法》。

[4]郑虔：字若齐，唐代著名书画家、文学家、医学家。撰有《会萃》《天宝军防录》《胡本草》等。

[5]丘琼山：即丘浚。字仲深，号琼山，明代著名医学家、史学家、文学家。与海瑞、王佐和张岳崧并称为"海南四大才子"。撰有《本草格式》《琼台会集》等。

[6]太平：即太平通宝。

[7]淳化：即淳化元宝。

[8]悉：尽，全。

[9]两勺：《药王千金方》卷一作"十勺"。据真本、《本草经集注》《证类本草》卷二改。

[10]差：同"瘥"，病愈，痊愈。

[11]苏子瞻：即苏轼。字和仲，号东坡居士，北宋著名文学家、书画家。撰有《东坡易传》《东坡乐府》等。

[12]《辨伤寒论书》：即《伤寒总病论》。

[13]疾疹：泛指疾病。

炮炙

孙思邈曰："凡药有根、茎、枝、叶、皮、骨、花、实；诸虫有毛、翅、皮、甲、头、足、尾、骨之属，有须烧炼炮炙，生熟有定，一如后法"。又云："依方炼治，极令净洁，然后升合秤两，勿令参差"。今《千金方·合和篇》条具三十事，皆炮炙法也。陈振孙《书录解题》载《雷公炮炙》三卷，称："宋·雷敩[1]撰，胡洽[2]重定，述百药性味，炮熬煮炙之方，其论多本之乾宁晏先生"。是书自元以来，无专行之本，明·李时珍《本草纲目》载之差详。近世通行《雷公炮炙药性解》六卷，乃明·李中梓[3]所集，其中采敩论未备。考《江南通志》，中梓所著独无是书，或浅人捃摭[4]，依附其名尔。今方惟合丸膏，始重炮制，汤液所施，多违古意。夫古之良医皆自采药，制藏如法而后用之，所以草石效灵，治十得九也。

---

[1]雷敩（xiào）：南北朝时期药物学家。撰有《雷公炮炙论》三卷。

[2]胡洽：南北朝时期医学家。撰有《胡洽百病方》二卷。

[3]李中梓：字士材，号念莪，明代著名医学家。撰有《医宗必读》《内经知要》《本草通玄》《病机沙篆》《诊家正眼》《删补颐生微论》等。

[4]捃摭（jùn zhí）：采集，采取。

脉案

今医者处方必记其日月，所诊何证，所施何法，谓之脉案。其例近古，多不知其由来矣。《周礼·医师》"岁终则稽其医事"。《贾疏》谓："治病有愈有不愈，并有案记，令岁终总考计之"。是据其案记，可知其得失也。余尝读《史记·仓公传》，记其所治倍详于越人，度当时得仓公书而条具之者。或疑不类太史公之文，非也。今审其《传》中自言："意所诊者，皆有诊籍。所以别之者，臣意所受师方适成，师死，以故表籍所诊，期决死生，观所得所失者合脉法，以故至今知之"。是知诊籍者，皆注其人之里居病状，所施何方药，所诊何时，故云："观所得失，至今知之也"。《元典章》"至元二十二年，设各路医学教授、学正[1]，照依降去十三科[2]题目，每月习课。又令行医之家每月朔望集本学三皇庙[3]焚香，各说所行科业，仍自写曾医愈何人，治法药方具教授考教"。今之脉案，大略昉此率多，不存其造诊者，乃别录之，亦无究其所治得失者矣。

---

[1]学正：即医学正。古代医官官名。
[2]十三科：即大方脉、小方脉、杂病、风、产、眼、口齿、咽喉、正骨、金疮、针灸、祝由以及禁术。
[3]三皇庙：指元代所设立的医学院校。

禁术

禁术者，盖昉于汉之方士为神仙家言者，乃演赞其说，古上医皆能之。《扁鹊传》所谓："受禁方书，饮药三十日，视见垣一方人。以此视病，尽见五脏癥结[1]，特以诊脉为名耳"。《传》称："长桑君忽然不见，殆[2]非人也"。又云："饮以上池之水，三十日，当知物矣"。注谓："当见鬼物"。是知禁方即禁术之谓，故曰："特以诊脉为名"。而或以为秘方，非也。《仓公传》又云："阴阳禁书"。盖古医多通数学[3]，《物理论》所谓："能明性命吉凶之数，乃为良医也"。《抱朴子》云："古之初为道者，莫不兼修医术，以救近祸"。《后汉书》言："徐登善为巫术，赵炳能为越方[4]，共以其术疗病"。而称其禁水禁树之神，是禁方，亦医之一端，隋唐时犹尚其技。今《千金方翼》附《禁经》二十二篇，皆单行备急之术，宋·陈振孙谓"用之多验"者是也。

---

[1] 癥结：指病根。
[2] 殆：大概，几乎。
[3] 数学：指中国古代数术。
[4] 越方：指越巫禁咒之术。

祝由

今以祝由名科，楚人盛传，其技有符印、禁咒，治奇疾往往而验，盖近于古巫祝之事焉。《列子》"宋阳里子华病忘，谒^[1]巫而卜之，不吉"。《左传》"晋侯病，召桑田巫，曰：不及食新麦矣"。《韩子》曰："秦昭王有疾，百姓买牛，而家为王祷"。是知磔禳^[2]祈除疠殃，犹古之遗治也。其名始见于《素问·移精变气论》，云："毒药不能治其内，针石不能治其外，故可移精祝由而已"。隋·全元起^[3]注："祝由，南方神"，唐·王冰则谓："祝说病由，不劳针石"。今操其术者，至人家辄问病由，书其人姓名，向神方祝 褶或吞气服符，饮人以神水，其技类禁术而无方。案：《抱朴子·杂应》《登涉》诸篇言六甲秘祝^[4]及符录事，亦相类。曹植《辨道论》所谓"巨怪"者，其此辈欤？

---

[1]谒（yè）：延请，请求。

[2]磔禳（zhé ráng）：指分裂牲体祭神，以去除灾殃。

[3]全元起：南朝时期医学家。撰有《注黄帝素问》八卷，原书已佚。

[4]六甲秘祝：语本《抱朴子·登涉》"入山宜知六甲秘祝。祝曰：临兵斗者，皆阵列前行，凡九次，常当密祝之，无所不辟。要道不烦，此之谓也"。

按摩

　　《汉志》有《黄帝岐伯按摩》十卷，而列之神仙家，盖以其为导引之术，不假方药之功，所谓保性命之真，而游求于外者也。今《千金方》载《婆罗门》及《老子按摩法》，无称黄帝、岐伯者，殆非古先道之遗欤？《扁鹊传》云："上古之时，医有俞跗，治病不以汤液醴洒，镵石[1]挢引，按杌毒熨[2]"。《索隐》云："挢者，谓为按摩之法，夭挢引身，如熊顾鸟伸也。杌音玩，亦谓按摩，而玩弄身体使调也"。《素问》曰："其治宜导引按蹻"，但言治痿厥寒热，而不具其法。后汉·华佗语吴普以五禽之戏，曰："虎、鹿、熊、猿、鸟，亦以除疾，兼利蹄足，以当导引。体有不快，起作一禽之戏，怡而汗出，因以著粉，身体轻便而欲食"。盖所以引挽腰体，动诸关节，使谷气得消，而病不能生也。案：著粉句，《汉书》《魏志注》并未详。余考孙思邈《禁经》云："敕粉火治邪，亦可以按摩"。又"师捉一炬火，作禹步[3]烧粉，令病人越火，入户还床"。可知著粉，固按摩之一术，烧粉而越之者，亦取其能轻身尔。《庄子》曰："吐故纳新，熊经鸟伸，此导引之士，养形之人也"。是佗所为五禽之戏，本古导引者相承之遗法，特增其名数尔。《周礼疏》案刘向[4]云："扁鹊使子术按摩"。《说苑》云："子游矫摩"。《韩诗外传》云："子游按摩"。《唐六典》有按摩博士一人。注崔实[5]《正论》云：
"熊经鸟伸，延年之术，故华佗有六禽之戏，
魏文有五槌之锻"。又《真诰》记《大洞真经
精景按摩篇》《太上箓淳发华经》上按摩法，注
亦称："熊经鸟伸之术"。夫古之按摩，皆躬自
运动，振、捩[6]、顿、拔、挼[7]、捺[8]、拗[9]、
伸，通其百节之灵，尽其四肢之敏，劳者多健，
辟犹户枢[10]。今人每至风痱拘挛，宛气流刺，然
后委制于人，手足交拒，伤及神骸。而庸妄者恃
其术，力至以按摩名家，为人舞蹈，几自忘其所
谓矣！

---

[1]镵石（chán shí）：古代治病所用的石针。

[2]毒熨：指以药物熨帖患处。

[3]禹步：古代祷神仪式常用的一种步法。

[4]刘向：字子政，西汉时期著名经学家、文学家。撰有《说
苑》《战国策》等。

[5]崔实：字子真，东汉末年政治家、农学家。撰有《正论》
《四民月令》。

[6]捩（liè）：扭转，转动。

[7]挼（ruó）：揉搓，摩擦。

[8]捺（nà）：按压，抑制。

[9]拗（ǎo）：弯曲，矫正。

[10]户枢：语本《吕氏春秋》"流水不腐，户枢不蠹"。比
喻人经常运动可以强身。

注药

《汉志》载《金疮疭瘛方》三十卷，盖皆外治之法。今以药屑注创处，谓之敷药，其始于《周礼》，见之《疡医》有"祝药劀杀之齐"。郑注："祝当为注，读如注病之注，谓附著药；劀，谓刮去脓血；杀，谓以药食其恶肉"。又"凡疗疡，以五毒攻之"。郑注："今医方有五毒之药，作之，合黄堥[1]。置石胆、丹砂、雄黄、礜石、慈石其中，烧之三日三夜，其烟上著，以鸡羽扫取之，以注创，恶肉破骨则尽出"。《贾疏》谓："今时合和丹药者，皆用黄瓦瓺为之，亦名黄堥，事出于古也"。近世创科，制炼升降诸药仍其遗法，但不深究阳疾处内，阴形应外之理，专意肤受，悍药杂投，其失多矣。比年，泰西诸国丹药盛行，率多苦涩之品。初钱塘吴尚先[2]惟传大西洋十宝散[3]，其药十品，皆华产，以之注创辄验。相传彼国医院治疾有如《华佗传》所云："刳破腹背，抽割积聚，断截湔洗，既而缝合"者，特虑无元化之神膏，则束手受败而已。

---

[1]黄堥（máo）：指黄土制成的瓦器。

[2]吴尚先：字师机，清代著名医学家。撰有《理瀹骈文》。

[3]大西洋十宝散：方出《马培之评外科全生集》，由真血竭、明雄黄、上红花、净儿茶、辰州砂、净乳香、当归尾、净没药、当门子、大梅片所组成。

针灸汤熨

《山海经》曰："高氏之山，有石如玉，可以为针"。《史记·扁鹊传》"镵石"。《索隐》注谓："石针也"。《素问》"其治宜砭石"。王冰注谓："以石为针"。《说文》"砭，以石刺病也"。《汉书》"用度箴石"。颜师古注："石，谓砭石，即石箴也。古者攻病则有砭，今其术绝矣"。是古之针治，皆用石之证。《春秋传》"美疢不如恶石"。汉·服虔云："石，砭石也；季世无复佳石，故以铁代之"。是季汉始用铁针之证。《周礼·医师》不详其术，《汉志》有《汤液经法》，而无针砭之方，经传但言药石而已。自《素问》创九针之名，辨补泻之用，方家依托，乃有《黄帝针经》。皇甫谧《甲乙经》叙，以为在《七略》《内经》中者，亦无徵也。窃谓其书果出于上古三代之时，何以独详针而不及砭？按：《扁鹊传》"厉针砥石。仓公教高期、王禹镵石砭灸"。郭玉自言："针石之间，毫芒即乖"。可知秦汉之世，针砭并行，隋唐以还，单传针法。至宋·王惟德纂《天圣针经》，考明堂经络之会，为铜人腧穴之图，承其技者，专门名家，几废药耳。今之外科，犹沿此习，至于暑日，人患痧证，辄延鬃工妄刺血脉，阴阳失理，为害尤多。明·汪机[1]著《针灸问对》三卷，其论以针刺病，能治有余而不能治不足，详辨《内经》虚实补泻之说。又言："误针、误灸之害与巧立名目之诬，皆术家所讳"。其说至为精笃。若夫灸焫之方，但依图经，尚无大失。今人灼艾注姜片，按孔穴灸之，以治痹疾多验，但壮注率不如法耳。古者蓄艾，本以疗病，《孟子》云："求三年之艾"。《盐铁论》"怀针橐[2]艾，则被不工之名"。《论衡》"布一丸之艾，于血脉之蹊"。是灼艾即灸之证。古法多针灸并言，而以之佐汤液，乃易为理，今《千金方》中可考见其例。自唐·王焘力言针害，凡针法、针穴俱删不录，惟立灸法为一门，其后西方子撰《明堂灸经》仍其义例，又有熨法，意近于灸。今医家炀药，承以绢布，熨体上下，得气则舒。《说文·熨》曰："从上案下也"。《扁鹊传》言："毒熨"。《索隐》谓："毒病之处，以药物熨帖"。《传》又言："使子豹为五分之熨，以八减之齐和煮之，以更熨两肋下"。《索隐》谓："熨之，令温暖之气入五分也"。扁鹊曰："疾在腠理，汤熨所及；在血脉，针石所及；在肠胃，酒醪所及；其在骨髓，虽司命无奈之何"！其论皆谓异方疗治。今诸方书熨法未详，故并及之。

---

[1]汪机：字省之，号石山居士，明代著名医学家。撰有《医学原理》《针灸问对》《石山医案》等。

[2]橐（tuó）：口袋。

房中

记曰：男女居室，人之大伦。夫大道起于房中，阴阳阖辟，气感神交，泰一汔今，归根玄牝，故《易》言氤氲之理，必推本于构精[1]也。圣贤明其道，以之复性；神仙传其术，以之养形。顾中冓[2]之私，人欲之感，世士多隐，经典罕言，率戒晦淫，托诸静好，岂知夫妇始接，礼以婚成，情以色授，体以亵合，爱以欲生，动静交感，虽愚亦明。乃今之人，多以横陈为内讳，反因暧昧而色荒，阴疑阳必战，风落山为蛊。是以无术与无节者，厥失惟均，其道至微，诚非上知，不可语也。古者御内有制，当夕不虚，《内则注》"诸侯取九女[3]，娣姪[4]两两而御[5]，则三日；次两媵[6]，则四日；次夫人专夜，则五日也。大夫一妻二妾，则三日御遍。士一妻一妾，则二日御遍。其天子，则有内宰教九御[7]，内小臣掌阴事[8]，女御叙燕寝[9]，御日等差著之政令"。《周礼注》云："自九嫔以下，九九而御于王，凡群妃御见之法，月与后妃其象也。卑者宜先，尊者宜后。女御八十一人，当九夕；世妇二十七人，当三夕；九嫔九人，当一夕；三夫人[10]，当一夕；后，当一夕；十五日而遍，自望后反之"。孔子云："日者，天之明；月者，地之理。阴契制，故月上属为天，使妇从夫，放月纪"。是郑注差后宫之数，为天子御日之文也。又《九嫔注》"进劝王息"。《贾疏》案《左传》云："君子昼以访问，夜以安身，女者定男于夜，节宣其气"。《内宰注》"奇衺，若今媚道[11]"。《贾疏》案《汉书》"汉孝文时，妇人蛊惑媚道，更相咒诅，作木偶人埋之于地。汉法又有宫禁，云敢行媚道者"。又《尚书大传》"凡进御君所，女史必书其日月，授之以环，以进退之。生子月辰，则以金环退之，当御者以银环进之，箸于左手；既御，箸于右手"。是知古之王者，尤重阴道，自后以下，一夕数御，苟违其术，鲜不疾淫。刘向以房家著之《七略》，《班志》本之，列房中八家，有《尧舜阴道》二十三卷，《汤盘庚阴道》二十卷，《黄帝三王养阳方》二十卷，其书盖皆记天子内事，故冠以古帝之名。又《容成阴道》二十六卷，《务成子阴道》三十六卷，《天老杂子阴道》二十五卷，《天一阴道》二十四卷，《三家内房有子方》十七卷，后世补导採御之术胥出。其中六朝主多好内，秘而不传，或以为荒唐之词，儒者弗道，其后乃流为道家言，不知《汉志》神仙与房中非一家也。案：《后汉·方术传》"冷寿光行容成公御妇人法，常屈颈鹢息"。唐·章怀[12]注谓："握固不泻，还精补脑"。引《列仙传》曰："容成公者，能善补导之事，取精于玄牝，其要谷神不死，守生养气者也"。又"甘始、东郭延年、封君达三人者，率能行容成御妇人术，或饮小便，或自倒悬，爱啬精气"。《玉海》引《神仙传》"甘始依容成玄素之法，更演益之为十卷"。《抱朴子·内篇》载务成子丹法一事。是知《班志》所载《容成》、《务成阴道》之书，其术盛行，其义盖同于《老子》也。《文选·养生论注》引《天老养生经》云老子曰："人生大期，以百二十年为限，节度护之，可至千岁"。《经》又称："黄帝问天老云云"，疑出《班志》中《天老杂子》之文。《后汉书·王真传》自云："周流登五岳[13]名山，悉能行胎息、胎食之方，嗽舌下泉咽之，不绝房室"。注引《汉武内传》云："习闭气而吞之，名曰胎息；习嗽舌下泉而咽之，名曰胎食"。《抱朴子》曰："胎息者，能不以鼻口嘘噏[14]，如在胎之中"。唐·章怀引魏文帝《典论》，论"甘始善行气，左慈知补导之术，至侍人严峻往从问受，奄竖真无事于斯术也"。《金楼子·聚书篇》有《宝帐仙方》一秩三卷。《列女传》言："夏姬[15]状美，好老而复壮者，三……"。《真诰》记《紫清真妃书》云："接元引奇，友于帝郎，顾俦中馈，内藏真方"。又云："情缠双好，齐心帏幪[16]，抱衾[17]均牢，有轻中之接"。《协昌期篇》云："若无所服，而行房内，减算三十年"。又言："呼吸二景[18]，若数行交接，漏泄施泻者，则气秽神亡，精灵枯竭"。《黄庭经》云："嘘吸庐外，出入

52

丹田，审能行之，可长存"。《抱朴子》云："阴阳之术，高可以治小疾，次可以免虚耗，不可以阴阳不交，坐致疾患。善其术者，则能郤走马以补脑，还阴丹于朱肠，采玉液于金池，引三五于华梁"。又言："凡服药千种，三牲之养，而不知房中之术，亦无所益也。玄素喻之水火，水火煞人而又生人，在于能用与不能耳。大都其要法，御女多多益善，如不知其道而用之，一两人足以速死"。又云："玄素之术者，惟房中之术，可以度世"。孙思邈《千金方》附《房中补益》一篇，言："黄帝御女千二百而登仙，俗人以一女伐命"。其说本于《抱朴》。又云："凡人习交合之时，常以鼻多内气，口微吐气"，即《胎息经》所谓："吐惟细细，纳惟绵绵也"。其言："以口相当，引取女气而吞之"。引《仙经》曰："令人长生，先与女戏，饮玉浆"，即《黄庭经》所谓："上合三焦道饮浆，随鼻上下知肥香也"。其引彭祖言曰："以人疗人，真得其真"。《抱朴》亦谓："彭祖之法，最其要者，其他经多烦劳难行"。可知古者偃息导引，服气固精，至道之际，贵禁内情。老曰善闭，庄曰采真，隐藏端绪，不外斯经。至于服饵大药，补髓轻身，五石内烁，易生熟淫，仓公所谓："病得之内，脉无五脏应也"。今所传《房中秘录》、《摄生真经》诸书，率皆依托道藏，喻言炉鼎

[19]，瑀[20]想瑶思，进为妖式，为害滋深！其见于《史志》者，汉以后无专书，隋唐《志》多杂见于道书中。《旧唐书》有《冲和子房秘禄决》八卷，《葛氏玉房秘术》一卷。宋《中兴志》载《太平经》一百七十卷，题后汉·襄楷撰。案：《范史》[21]言其书本末甚明，《通考》[22]论其所谓："兴国广嗣之术，皆房中鄙亵[23]之谭"。又称："此经流传最古，世所不见，独章怀太子所注《汉书》略及一二"。《中兴志》又有《太乙真君固命歌》一卷，题真人勒于罗浮山朱明洞阴谷壁，古篆文字，东晋·葛洪译，鲍靓[24]行于世，言房中术。今诸书久佚，爰据经籍传注所记而条具之。今世以媚药使内者，庶知返焉？

唐·段公路《北户录》云："红蝙蝠出泷州[25]，双伏红蕉花间，採者若获其一，则一不去，南人收为媚药"。又《媚药》载："软金鸟辟寒，金龙子，布谷脚胫骨，鹊脑，砂稜茎草，芍草，左行草"，独未见录红蝙蝠处，岂阙载乎？又有无风独摇草，男女带之相媚。又陈藏器[26]云："榼子蔓生，取子中仁，带于衣，令人有媚，多迷人。又鹤子草，蔓花也；当夏开，南人云是媚草，甚神。春生双虫，食叶，老蜕为蝶，女子佩之，如细鸟皮，号为细蝶"。《古今注》"绀蝶，一名蜻蛉，海中青虾化为之"。《表异录》云："绀蝶，闺房媚药"。《千金方·杂补·服食部》

中多房家方，而兹弗录焉？

---

[1]构精：指两性交合。

[2]中冓：内室。

[3]九女：指古代诸侯所娶的九个嫔妃。

[4]姪娣（zhí dì）：指古代诸侯贵族之女出嫁，以侄女和妹妹从嫁为媵妾者。

[5]御：指侍夫过夜。

[6]媵（yìng）：指随嫁的人。

[7]教九御：语本《周礼·天官·内宰》"以阴礼教九嫔，以妇职之法教九御"。即女御，宫中女官，掌女工及侍御之事。共八十一人，分九组轮流侍御，故称。

[8]掌阴事：语本《周礼·天官·内小臣》"掌王之阴事、阴令"。指群妃御见之事。

[9]叙燕寝：语本《周礼·天官·女御》"女御掌御叙于王之燕寝"。指宫女按日、尊卑在宫室侍寝于王。

[10]三夫人：语本《周礼·昏义》"古者天子后立六宫，三夫人、九嫔、二十七世妇、八十一御妻"。即帝王的侧室。

[11]媚道：古代的一种致爱巫术。

[12]章怀：即章怀太子。名贤，字明允，唐高宗李治第六子，武则天第二子。曾召集文官注释《后汉书》，史称"章怀注"。

[13]五岳：古代道家名山。即东岳泰山、南岳衡山、西岳华山、北岳恒山以及中岳嵩山。

[14]嘘噏（xū xī）：吐纳，呼吸。

[15]夏姬：春秋时期郑穆公姬兰之女。天生貌美却妖淫成性，与多位诸侯、大夫通奸。《列女传》称"其状美好无匹，内挟技术，盖老而复壮者。三为王后，七为夫人。公侯争之，莫不迷惑失意"。

[16]帏幪：帷幔，帐子。

[17]衾（qīn）：被子。

[18]二景：指太阳、月亮。

[19]炉鼎：古代房中术将女子称为"炉鼎"，并与之行房中气功导引及采补之术，以炼自身之内丹，以祈长寿。

[20]璚：同"琼"。

[21]《范史》：即《后汉书》。

[22]《通考》：即《文献通考》。

[23]鄙亵：鄙陋轻慢。

[24]鲍靓：字太玄，晋代著名道士，葛洪之岳父。

[25]泷州：古地名，今广州罗定市。

[26]陈藏器：唐代医学家、药物学家。撰有《本草拾遗》十卷，原书已佚。

纬书^[1]论五脏形气

《乐纬·动声仪》曰："官有六府，人有五藏，肝仁、肺义、心礼、肾志、脾信也。肝所以仁者何？肝，木之精也；仁者好生。东方者，阳也；万物始生，故肝象木，色青而有枝叶。目为之候何？目能出泪，而不能内物，木亦能出枝叶，而不能有所内也。肺所以义者何？肺者，金之精；义者断决。西方亦金，杀成万物也，故肺象金，色白也。鼻为之候何？鼻气高而有窍，山亦有金石累积，亦有孔穴，出云布雨以润天下，雨则云消，鼻能出纳气也。心所以为礼何？心，火之精也；南方尊阳在上，卑阴在下。礼有尊卑，故心象火，色赤而锐也。人有道尊，天本在上，故心下锐也。耳为之候何？耳能编内外，别音语，火照有似于礼，上下分明。肾所以智何？肾者，水之精；智者，进止无所疑惑，水亦进而不惑。北方水，故肾色黑；黑水阴，故肾双。窍为之候何？窍能泻水，亦能流濡。脾所以信何？脾者，土之精；土尚任养万物为之象，生物无所私，信之至也，故脾象土，色黄也。口为之候何？口能啖尝，舌能知味，亦能出音声，吐滋液"。《白虎通德论》

《春秋纬·元命苞》曰："五气之精，交聚相加，以迎养道，故人致和。头者，神所居，上圆象天，气之府也。岁必十二，故人头长一尺二寸，在天为文昌^[2]，在人为颜颡^[3]，大一^[4]之谓

57

也。颜之气，畔也；阳立于五，故颜博五寸"。《太平御览》

天有摄提[5]，人有两眉，为人表候，阳立于二，故眉长二寸。《白孔六帖》

舌之为言，达也；阳立于三，故舌在口中，长三寸，象斗。玉衡[6]阴合有四，故舌沦入溢内者，长四寸。《御览》《史记索隐》

唇者，齿之垣，所以扶神设端，若有列星，与外有限，故曰唇亡齿寒。《御览》

目者，肝之使；肝者，木之精，苍龙之位也。鼻者，肺之使；肺者，金之精，制割立断。耳者，心之候；心者，火之精，上为张星，火成于五，故人心长五寸。阴者，肾之泻；肾者，水之精，上为虚危。口者，脾之门户；脾者，土之精，上为斗[7]，主变化者也。胃者，脾之府，主禀气；胃者，谷之委，故脾禀气也。膀胱者，肺之府也；肺者，断决膀胱，亦常张有势，故膀胱决有也。三焦者，包络府也；水谷之道路，气之所终始也。胆者，肝之府也；肝主仁，仁者不忍，故以胆断也。小肠大肠，心肾之府也；肾水之精，心火之精，为支体主也。并《白虎通》引

发精散为须髯，脑之为言在也，人精在脑膏者，神之液也。掌圆法天，以运动；指五者，法五行。阳立于三，故人脊三寸而结，阴极于八，故人旁八干，长八寸。脐者下流，并会合而为

58

腹。腰而上者为阳，尊高天之状；腰而下者为阴，丰厚地之重，数合于四，故腰周四尺。髀[8]之为言跛也，阴二故人两髀。并《御览》引

---

[1]纬书：汉代以神学、星相、数术解释儒家经义，宣扬符箓、瑞应、占验之书。其中保存了不少古代神话传说，也记录了一些有关古代天文、历法、地理等方面的知识，相对于经书，故称纬书。

[2]文昌：即文昌星。

[3]颡（sǎng）：额，脑门。

[4]大一：语本《庄子·天下》"至大无外，谓之大一"。古代道家用语。

[5]摄提：语本《史记·天官书》"大角者，天王帝廷，其两旁各有三星，鼎足句之，曰摄提"。古代星宿名。

[6]玉衡：北斗七星之一，位于斗柄与斗勺连接处，即斗柄的第一颗星。

[7]斗：即北斗星。

[8]髀（bì）：大腿，股部。

汉隋唐宋明志医家部目

　　《汉志》医经七家，始《黄帝内经》讫[1]
《旁篇》，二百一十六卷。经方十一家，始《五
脏六腑痹十二病方》讫《神农黄帝食禁》，
二百七十四卷。《隋志》医方二百五十六部，
始《素问甲乙经》讫《四海类聚单要方》，合
四千五百一十三卷。

　　《唐志》医术六十四家，始《神农本草》
讫《崔知悌方》，百二十部，四千四十六卷，
失姓名三十八家。《王方庆新本草》至《严龟食
法》，不著录五十五家，四百八卷。明堂经脉
类十六家，自《针经》至《内经太素》，三十五
部，二百三十一卷，失姓名十六家。甄权以下，
不著录二家，十卷。

　　宋《三朝志》经脉四十六部，一百四十卷。
医术一百九十一部，二千九十九卷。宋《两朝
志》经脉二十九部，四十五卷。医术八十四部，
二百二十六卷。宋《四朝志》三十六部，二百九
卷。宋《中兴志》一百七十九家，二百九部，
一千二百五十九卷。

　　《明志·艺术类》医书六十八部，始孝宗
《类证本草》讫吴洪《痘疹会编》，合一千五十
一卷。

-----

[1]讫（qì）：完结，终止。

古逸经方

黄帝扁鹊脉书、上下经、五色诊《仓公传》

长桑君禁方《扁鹊传》

《子义本草经》一卷《周礼郑注》存乎神农子仪之术。《疏》案刘向云："扁鹊使子仪脉神"。又《中经薄》云："《子义本草经》一卷"。仪与义，一人也，子义亦周末时人。

公乘阳庆禁方、药论、石神、接阴阳禁书、公孙光传古妙方

淳于意五诊、上下经脉、奇咳、四时应阴阳重、镜石、砭灸、和齐汤法 并见《仓公传》

《涪翁针经》《脉法》《后汉书·郭玉传》

华佗麻沸散

华佗漆叶青黏散 漆叶屑一升《范书》作一斗 青黏屑十四两，久服去三虫，利五脏，轻体，使人头不白。漆叶处所而有，青黏生于丰沛彭城[1]及朝歌[2]云。《佗别传》曰："青黏[3]者，一名地节，一名黄芝，大理五脏，益精气，本出于迷入山者，见仙人服之"。

华佗四物女宛丸 并见《魏志》，《御览》引作紫苑。

青牛道士竹管中药《后汉书注》

戴霸、华佗集《金匮绿囊》

崔中书《黄素方》《唐志》有《黄素方》十五卷，失名。

甘胡、吕付、周始、甘唐通、阮南河等，撰集《暴卒备急方》

葛洪《玉函方》九十三卷

金饼散、三阳液、昌辛丸、荤草耐冬煎、独摇

膏、菌芋玄华散、秋地黄血丸，五十日服之而
止，不畏风湿 并见《抱朴子》

魏武《四时食制》《文选•海赋注》《北户录》并引之。

梁孝元[4]《宝帐仙方》三卷

《药方》十卷

《食要》一卷，虞预[5]撰 并见《金楼子》

李子豫八毒赤丸 见《续搜神记》。梁简文《答湘东王书》
亦云子豫赤丸，尚尤未振。唐•孙思邈有赤丸方，而药非八
毒，与李异矣。

周紫阳初神丸 菖蒲五两 朱萸根皮三两 紫云芝
英三两

紫微夫人术叙三方

许长史炼麻腴法、四蕊丹

太极真人遗带散、白翳散

太上真人流明檀桓散 并见《真诰》

风实云子丹《汉武内传》

陶弘景善胜、成胜二丹《南史》

孙搴棘刺丸《北史》

徐嗣伯[6]芦茹丸《隋书》

崔文子赤黄散《列仙传》

宫泰三物散方，治喘嗽上气

勒邵五石散 并见《晋书》

《羊欣方》三十卷

《秦承祖方》二十卷 并见《宋书》，《唐志》载十七卷。

《王显药方》三十卷《后魏书》

徐之才[6]传《扁鹊镜经》一卷　张大素《齐书》

张远游九转金丹《齐书》

许胤宗黄芪防风汤

王方庆《备急方》十卷　并见《唐书》

---

[1]彭城：古地名，今江苏徐州。

[2]朝歌：古地名，今河南淇县。

[3]青黏：即玉竹。

[4]梁孝元：即萧绎。字世诚，小字七符，自号金楼子，南北朝时期梁代皇帝。《梁书·元帝本记》称："既长好学，博综群书，下笔成章，出言为论，才辩敏速，冠绝一时"。撰有《金楼子》《孝德传》《忠臣传》《全德志》等。

[5]虞预：字叔宁，本名茂，东晋时期著名的历史学家。撰有《晋书》《会稽典录》等。

[6]徐嗣伯：字德绍，徐文伯之弟，南北朝时期医学家。撰有《徐嗣伯落年方》《杂病论》等，均未见传世。

[7]徐之才：字世茂，徐文伯之孙，南北朝时期医学家。撰有《药对》《徐氏家秘方》等。

淮南万毕术

慈石[1]提綦[2]：取鸡磨针铁，以相和慈石，置綦头局上，自相投也。

鹊脑令人相思：取雌雄鹊各一，燔[3]之四道通，丙寅日与人共饮酒，置脑酒中，则相思也。

老槐生火：胶，桡水则清。

弊箕止咸：取箕以内酱中，咸著箕矣。

首泽浮针：取头中垢，以涂塞其孔，置水即浮。

烧角入山，则虎豹自远，恶其臭也。

赤布在户，妇人留连：取妇人月事布，七月七日烧为灰，置楣[4]上，即不复去，勿令妇人知。

取苓皮置甒[5]中，自沸如雨也。

梧木成云：取梧木置十硕瓦甒中，气尽则出云。

铜瓮雷鸣：取沸汤置瓮中，沉之井里，则鸣数十里。

取家祠黍[6]以唉儿，儿不思母。

取门冬、赤黍渍以狐血，阴干之，欲饮取一丸置舌下，酒吞之，令人不醉。

门冬、赤黍、薏苡为丸，令妇人不妒。

取鸡子去壳，燃艾火内空中，疾风高举，自飞去。

取亡人衣，裹慈石悬室中，亡者自归矣。

取蜘蛛涂布，天雨不能濡之。

取马尾，火之，置朋友夫妻衣中，自相憎矣。

削冰令圆，举以向日，以艾承其影，则火生。

取牛胆涂热釜，即鸣矣。

取伯劳[7]血涂金，人不取，化为石也。

拔剑倚门，儿不惊。

狼皮在户，羊不出牢，羊畏狼故也。

烧木卖酒，人民自聚：取失火家木，刻作人形，朝朝祭之，人聚也。

取守宫虫[8]，饵以丹砂，阴干，涂妇人身，男合即灭。

蜎[9]膏涂铁，柔不折。

甑[10]瓦止乌鸣：取甑底抵之，则止。

犀角置狐穴中，狐不归。

鸠胫血涂鸡头，不能起。

马啮[11]人：取僵蚕涂上唇，即止，不复啮人。

---

[1]慈石：即吸铁石。

[2]棊（qí）：同"棋"。

[3]燔（fán）：火烧，烤熟。

[4]楣（méi）：指房屋横梁。

[5]罂（yīng）：同"罌"。古代大腹小口的酒器。

[6]祠黍：用作供奉的黄米。

[7]伯劳：一种中型掠食性鸟类，又名屠夫鸟。

[8]守宫虫：即壁虎。

[9]蜎：同"狷"。

[10]甑（zèng）：古代蒸饭用的一种瓦器。

[11]啮（niè）：咬。

本草药品部目

　　梁《七录》始载《神农本草》三卷，陈振孙曰："旧经止一卷"。《玉海》云："《本经》三品药，三百六十五种，陶弘景增《名医别录》，亦三百六十五种，因注释，为七卷。其别录者，魏晋以来，吴普、李当之所记也"。《隋志》八卷[1]，有雷公集注，姚最[2]《音义》诸编。唐显庆中，李绩、于志宁等刊定，苏恭增一百十四种，凡八百味，广为二十卷，并图合五十四篇，世谓《唐本草》。开宝中，诏卢多逊等重定，又益一百三十三种，蜀孟昶命韩保昇以《唐本图经》参比，谓之《蜀本草》。宋嘉祐二年，掌禹锡、林亿、苏颂、张洞等更为补注，以朱墨书别之，附以新补八十有二种，新定十有七种，合千七百有六种，分二十一卷，新旧混并，《本经》遂晦。明·李时珍撰《本草纲目》，又取唐宋本所无，金元明诸医所用者，增入三十九种，时珍续补三百七十四种，分十六部五十二卷，附新旧单方一万一千九十一首。乾隆间，钱塘赵学敏[3]又为《拾遗》十卷，创别名品，炫博矜奇，遂使天地穷其生，万物枉其用，病愈多而道愈少，药愈繁而效愈微，古今异名，真伪杂厕[4]，欲求和齐[5]之宜，岂可得耶？余以《班志》载经方独无本草之名，《说文》释草木不引本草之说，《汉·平帝纪》"元始[6]五年，举天下通知本草、方术者"。《郊祀志》"成帝初，有本草待诏"。《楼护传》"少诵医经、本草、方术数十万言"。其名始见于此。《淮南子》云:"神农尝百草之滋味,一日而七十毒,未尝称有其书"。又云:"世俗之人,多尊古而贱今,故为道者,必托之神农、黄帝。而后人说陶隐居,疑仲景、元化所记是也"。盖六朝以来,治本草者但言其华叶形色,佐使相须,附经为说,故陶氏注释仍存《本经》而为《别录》,唐宋始增属名数,失其旧编。元明诸家,疏于考证,其李时珍序例所列《神农本经》宋本旧目率存其故,实亦不足,无徵[7]而已。

[1]八卷:《隋志》载"《神农本草》八卷。南朝梁有《神农本草》五卷,又有《神农本草》四卷,雷公集注。另有《本草音义》三卷,姚最撰"等。

[2]姚最:姚僧垣之次子,南北朝时期著名绘画批评家。撰有《续画品录》。

[3]赵学敏:字恕轩,号依吉,清代著名医学家。撰有《串雅内外编》《本草纲目拾遗》等。

[4]杂厕:混杂,夹杂。

[5]和齐:语本《史记·扁鹊仓公列传》"臣意教以案法逆顺,论药法,定五味及和齐汤法"。指调配药物剂量。

[6]元始:(公元1-5年)西汉时期汉平帝刘衎所用的年号。

[7]徵:验证,证明。

杂记

《说文·草部》荵注："姜属，可以香口"。姜注："御湿之菜也"。莒注："荼莒[1]，一名马舄[2]，其实如李，令人宜子"。芺[3]注："味苦，江南食以下气"。其说类《本草》，而不称引其书。《尔雅·郭注》仅引十事，而不记其性味及治何疾，可知《本草》在汉晋时犹未盛行也。

《左传》叔展曰："有麦麴[4]乎？曰：无。有山麴窮乎？曰：无。河鱼腹疾[5]奈何"？注："麦麴窮，所以御湿"。案：《说文》藭注："营藭也"。《急就篇》作"芎藭"。《山海经》"洞庭之山多芎藭"。《淮南子》谓："乱人者，若芎藭之与藁本，蛇床之与蘼芜"。言其草相似，不易辨也。

《礼·月令》"孟夏之月，王瓜生"。郑康成注以为萆挈[6]。案：《本草经》栝楼，一名王瓜。

《诗》"中谷有蓷"。陆玑[7]《诗疏》引《本草》云："茺蔚，一名益母"。故刘歆[8]云："蓷臭秽，即茺蔚也"。案：刘歆说惟《说文》引之，此亦其佚文尔。

晋·傅咸《款冬赋》叙云："冰凌盈谷，雪积被崖，顾见款冬，烨然敷艳"。《急就篇》作

"款东"。陆氏[9]《经典释文》作"颗涷"。引《本草陶注》云:"其冬月在冰下生"。则应是冬,恐承音作字异尔。

《本草》人参,一名神草,《说文》云:"薓[10],药草,出上党"。案:即今潞州所产,名为党参者。宋·王应麟注《急就篇》,引高丽人作《赞》曰:"三桠五叶,背阳向阴,欲来求我,椵树相寻"。盖此草多生于深山之阴,近椵漆下湿润处。今世惟名关东参为人参,令官以时取入贡,禁民私采。得者至为宝贵,富家子或不惜千金易之。潞党、高丽所产,各以其地名之,其价差人参数十倍。余以人参之在汉,惟上党有之,故《许书》不及其他,陶隐居《别录》始称辽东。又云:"大党在冀州西南,今来者形长而黄,状如防风,多润实而甘。俗乃重百济[11]者,形细而坚白,气味薄于上党者。次用高丽者,高丽即是辽东,形大而虚软,不及百济并不及上党者"。唐·苏恭云:"人参见用,多是高丽、百济者,潞州太行紫团山所出者,谓之紫团参"。后蜀韩保昇谓:"今辽泽诸州并出人参,盖其山皆与太行连亘相接故也"。宋·苏颂亦云:"今河东诸州及泰山皆有之。又有河北榷场[12]及闽中来者,名新罗人参,俱不及上党者佳"。是知古方所用人参,皆今之所谓党参,但以野生者为贵尔。吴普云："根有手足，面目如人者神。古止作薓，后世省写，以参字代之，今惟仲景《伤寒论》尚作薓字"。《礼·斗威仪》云："下有人参，上有紫气"。《春秋·运斗枢》云："摇光星散，而为人参。人君废山渎之利，则摇光不明，人参不生"。《广雅》谓之海腴[13]，《别录》一名土精。案：薓之为薓，以寖水而受名。《说文》"寖水出魏郡武安[14]东北，入虖沱[15]"。《汉·地理志》"魏郡属冀州，有寖水。东北至东昌入虖沱，过郡五，行六百一里"。《隋志》"上党郡属冀州，今山西潞城县东北是也"。是上党之有寖水可证。然则《许书》薓注，止云上党。陶弘景谓："人薓生上党山谷"。又言："大党在冀州西南，今来者形长而黄云云"。证以《史志》，而薓之名取诸寖，益信而有徵已。明·太医李言闻[16]著《人参传》上下卷，言："朝鲜以人参来中国互市，亦可收子，于十月下种，如种菜法。秋冬采者坚实，春夏采者虚软。今东参犹多，种者不堪入药"。寇宗奭曰："上党者，根颇纤长，下垂有及一尺余者，或十歧者，其价与银等，稍为难得，土人得一窠[17]则置板上，以新彩绒饰之"。可知宋时已为珍贵，今则倍蓰[18]之矣。

唐《李文公集·何首乌录》云："僧文象好养

生术。元和七年，朝茅山遇老人于华阳洞口，告僧曰：汝有仙相，吾授汝秘方。有何首乌者，顺州[19]南河县人，祖能嗣，本名田儿，天生阉，嗜酒。年五十八，因醉夜归卧野中，见藤相交，久乃解，解合三四。心异之，遂掘根，曝而干之。有乡人茭良，戏使之饵，经七宿，忽思人道，娶寡妇曾，遂生男，乡人异之。十年生数男，俱号为药。告田儿曰：此交藤也，服之可寿百六十岁，而古方《本草》不载，吾传于师，亦得之南河。吾服之有子，以此药害于静，因绝不服。汝偶饵之，乃天幸。因为田儿尽记其功，而改田儿名能嗣焉。嗣年百六十岁乃卒，男女一十九人。子庭服亦年百六十岁，男女三十人。子首乌服之，年百三十岁，男女二十一人。有李安期者，与首乌乡里亲善，遂叙其事传之云。交藤，味甘温，无毒，主五痔，腰腹中宿疾冷气，长筋益精，令人多子。一名夜合，雄者苗色黄白，雌者黄赤，夜则蔓交，或隐化不见。春末、夏中、秋初三时采之。曝干，散服，酒下良。凡服，偶日二、四、六、八日是，服讫，以衣覆汗出，导引。尤忌猪羊肉血。老人言讫而去，行如疾风"。浙东知院殿中孟侍御识何乌，尝饵其药，言其功如所传。出宾州[20]牛头山，苗如萆薢，蔓生，根如杯拳，削去黑皮，生啖之，南人因呼为何首乌焉。审定则唐以前《本草》并无是名，其药本为交藤，因何首乌服食，年百余岁而发犹黑，遂以名之尔。

《魏志注》引《华佗别传》云："有妇人长病经年，世谓寒热注病者。冬十一月中，佗令坐石槽中，平旦，用寒水汲灌，云：当满百。始七八灌，会战欲死，灌者惧欲止，佗令满数。将至八十灌，热气乃蒸出，嚣嚣高二三尺。满百灌，佗乃使燃火温床，厚覆良久，汗洽出，著粉，汗燥便愈"。《南史》载："徐嗣伯治房伯玉冷病。至十一月，冰雪大盛，令二人夹持捉伯玉，解衣坐石上，取冷水从头浇之，尽水百斛，伯玉始能动。而见背上彭彭有气，俄而起坐，曰：热不可忍，乞冷饮。嗣伯以水与之，饮一升，病多差。自是冬月恒单裈衫，体更肥壮"。盖嗣伯本佗方以治之。可知古之良医，法有师承，非可率尔立异也。案：二者皆病在伏阳，而阴乘之，阳内阴外，搏为中害。《素问》曰："清阳发腠理，浊阴走五脏，清阳实四肢，浊阴归六腑"。今相反，故相激。水原静而流动，故能以阴泻阳。春夏养阳，秋冬养阴，十一月阴极阳复之时，故可以水发之。人之经血，本象地脉，试观井泉，当隆冬平旦，新汲之有气上出，可悟阴阳相生之道。李时珍据正治反治之说以释之，抑浅矣。《庄子》曰："流脉并作，则为惊怖；阳气独上，则为颠病"。《淮南子》曰：
"大怒破阴，大喜坠阳，满气发瘖[21]，惊怖为
狂"。可知颠狂病相似，而原则异也。

《淮南子》曰："啄木愈龋"、"狸头已
瘘""鸡头已瘘"三语，疑是万毕术佚文。

《山海经》曰："小华之山，其草有萆荔，
状如乌韭，而生于石上，亦缘木而生，食之已
心痛"。注："乌韭，在屋曰昔邪，在墙曰垣
衣"。案：《本草》云："乌韭生山谷石上"。唐·
苏恭注，谓之石苔。陶注云："垣衣，主治心烦
欬逆"。

"竹山有草，名曰黄雚，其状如樗，浴之已
疥"。案：《本草别录》云："对庐主疥，煮洗
之，似庵闾"，即此也。

"浮山有草，名曰薰草，臭如蘪芜，佩之可
以已疠"。案：《本草别录》云："薰草，去臭
恶气"。

"天帝之山有草，名杜衡，食之已瘿"。
案：《尔雅释文》引《本草》云："味辛，香人衣
体"。陶注："根叶都似细辛，主胸肋下逆气，
温中，风入脑户，头肿痛，多涕泪出"。

"昆仑之北，有草曰蕡，其味如葱，食之已
劳"。案：《吴普本草》"主暴热，下水气，利小

便"。陈藏器云："人乳和丸服，止消渴"。

"中曲之山，有木曰櫄，食之多力"。案：《大戴礼易·本命篇》云："食木者多力而拂"。《广雅》云："襄，续断也"。《本草别录》云："续断，一名接骨，一名槐"。陶注云："有接骨树"。颜师古注《急就篇》云："续断，即今所呼续骨木"。

"符禺之山，有木名曰文茎，其实如枣，可以已聋"。案：《本草经》云："山茱萸，一名蜀枣"。《别录》云："主耳聋"。唐·孟诜《食疗本草》云："干枣，主耳聋"。

"历儿之山，多枥木，其实如楝，服之不忘"。案：《玉篇》云："枥，木名，实如栗"。《尔雅翼》云："楝实如小铃，名金铃子，俗谓之苦楝"。唐·甄权注《本草》云："主中大热狂失心，躁闷，作汤浴，不入汤使"。

"脱扈之山，有草名曰植楮，实如棕荚，可以已瘅，食之不眯"。案：《本草别录》云："楮实，亦名谷实，主充饥，明目"。唐·王焘《外台秘要》云："主身面石疽"。

"阳华之山，其草多藷藇，多苦辛，其实如瓜，其味酸甘，食之已疟"。案：若辛，郭璞《图赞》作若华，云："疗疟之草，其实如瓜"。二字以形讹。《说文》藷注："藷，蔗也"。《艺文类聚》引张协《都蔗赋》云："皋苏妙而不逮，皋苏味如饴，故以比蔗"。《广雅》"皋苏，白蓉也"。《玉篇》云："蓉，草名，其实似瓜，食之治疟"。是蘠蕽类蓉可证。又宋·龙衮《江南野史》云："卢绛中病疟疾疲瘵，梦白衣妇人，曰食蔗可愈"。《本草别录》"主下气和中"。是蔗可已疟，蘠蕽即蔗可证。

"大騩之山，有草如蓍，而毛青华白实，其名曰猿。可以已腹病"。案：《本草别录》云："狼毒生秦亭山谷"。陶注云："宕昌亦出之，与防葵同根，为疗腹内要药"。

案：《山海经》所记草木之可已疾者，多足与《本草》相发明，而郭注不之引证，异于治《尔雅》之例，爰举其似者，略为补笺，以取资夫名类焉。

《晋书》曰："裴頠[22]通博多闻，兼明医术，荀勖[23]最之，修定律度也。检得古尺短世所用四分有余。頠上言：宜以改诸度量，若是未能悉革，可先改太医权衡。此若差违，遂失神农、岐伯之正"。盖唐以前，药物轻重，悉准太医，著为令甲。苏恭曰："古秤皆复，今南秤是也。后汉以来，分一斤为二斤，一两为二两。古方惟张仲景而已涉今秤，若用古秤，则水为殊少矣"。金·李杲曰："六铢为一分，即二钱半也。二十四铢为一两。古云三两，即今之一两；云二两，即今之六钱半也"。明·李时珍谓："古之一两，今用一钱"。近世医工，处剂率用钱数，并不知今古之所以异制矣。

《晋书》称："赵泉治疟尤工"。又"刘德少以医方自达众疾，于虚劳尤为精妙"。又"史脁为太医校尉，治黄疸病最为高手"。是知汉以后，医之名家乃有专门。《史记》言："扁鹊名满天下，旁游六国，至邯郸，赵贵女病，扁鹊即为带下医；适洛阳，闻周人爱老人，即为耳目痹医；入咸阳，闻秦人爱小儿，即为颅囟医"。古者不名一格，其技故神。近世大小方脉之名，盖昉于宋元十三科之例焉。

《何颙别传》云："同郡张仲景，总角[24]造颙，谓曰：君用思精，而韵不高[25]，后将为良医，卒如其言。颙先识独觉，言无虚发"。又云："仲景过山阳王仲宣，谓曰：君有病，宜服五石汤。不治，且成后年三十，当眉落。仲宣时年十七，以其言实远，不治。后至三十，疾果落眉，其精如此"。高湛[26]《养生论》云："王叔和，高平人也；博好经方，洞识摄生之道。尝谓人曰：食不欲杂，杂则或有所犯，当时或无灾患，积久为人作疾。寻常饮食，每令得所，多飡令人彭亨[27]短气，或致暴疾。夏至秋分，少食肥腻饼饵之属，此物与酒食瓜果相妨"。案：仲景、叔和，汉晋书中并无其人，佚事亦不经见，惟梁唐以来，医家盛称之，此二事乃《太平御览》所引。顾何颙者，史传不著。高湛名，见于诸家《金石记》，其墓志云："魏故假节督齐州诸军事辅国将军齐州刺史湛，字子澄，渤海蓚[28]人也；祖冀州刺史渤海公，考侍中尚书令司徒公"。又言："湛起家司空，持节荆州，在熙平、天平之世，而卒于元象二年"。其家贯事迹于《魏书》并无可考见，岂史志佚其人欤？明·李濂撰《医史》，而为张机、王叔和补传，亦未能徧徵其故。实夫医者执技以事上，在官既等诸贱工，而高逸之士薄之不为，善其事者又不欲以医见业，无惑乎其道日晦，而害道者之日众也。

[1]芣苢（fú yǐ）：即车前草。

[2]马舄（mǎ xì）：车前草的别名。

[3]芺（ǎo）：即败酱草。

[4]麴：同"曲"。

[5]河鱼腹疾：指腹泻。鱼烂先自腹内始，故有腹疾者，以河鱼为喻。

[6]葍挈（bì qiè）：王瓜的别名。

[7]陆玑：字元恪，三国时期吴国文学家、经学家。撰有《毛诗草木鸟兽虫鱼疏》二卷。

[8]刘歆：字子骏，西汉时期著名经学家、数学家。撰有《七略》《三统历谱》等。

[9]陆氏：即陆德明。名元朗，唐代著名儒家学者。撰有《经典释文》《老子疏》《易疏》等。

[10]蒘（shēn）：同"参"。

[11]百济：又称南扶余，古代朝鲜半岛西南部的国家。

[12]榷场（què）：指中国辽、宋、西夏、金政权各在接界地点所设置的交易市场。

[13]海腴（yú）：人参的别名。

[14]武安：古地名，今河北邯郸市。

[15]虖沱（hū tuó）：即滹沱河。

[16]李言闻：字子郁，号月池，李时珍之父，明代著名医学家。撰有《人参传》《蕲艾传》《四诊发明》等。

[17]窠（kē）：同"颗"。

[18]倍蓰（bèi xǐ）：指数倍之多。

[19]顺州：古地名，今广西陆川县。

[20]宾州：古地名，今广西宾阳县。

[21]瘖（yīn）：同"喑"。哑，不能言语。

[22]裴頠（péi wěi）：字逸民，西晋时期哲学家、文学家。撰有《崇有论》《辩才论》等。

[23]荀勖（xún xù）：字公曾，西晋时期著名音律学家、文学家。撰有《中经新薄》《晋正得大豫舞歌》等。

[24]总角：指儿时，童年。

[25]韵不高：《历代名医蒙求》卷下作"韵不能高"。

[26]高湛：《伤寒论文献通考》第一章作"张湛"。是。

[27]彭亨：腹部胀大。

[28]蓨：古县名，今河北景县。

后叙

　　《班志》言汉成帝求遗书于天下，诏侍医李柱国校方技，而医药之书，得附《七略》，与经传、诸子、诗赋并传。今《志》所载医经七家、经方十一家，与《歆略》并无出入。其序方技于医独重，所谓"生生之具，王官之一守也"。夫方书在古，多不名篇，《史记》但称"扁鹊受长桑君禁方""公孙光传古妙方"，不言其何书，是知经方篇目，至汉始著录也。唐·许胤宗云："脉之深趣，既不可言，虚设经方，岂加于旧"。近世医书，所录每于一方一药，搜括靡遗^[1]，究其折中，汔^[2]无一是。

　　吾友叔问，以大儒而为良医，承用古法处方辄能活人，闵时工之寡暗，蔽所希闻，未见通学，乃纂兹编，论列上下，有经无方，意存《灵》、《素》之例，间取吾国故府旧刻，汲汲订正，宜曲园翁叹其精博，谓："出于经生之言，信而有证也"。余与叔问别且十年，读其书，服其学，窃冀其医国以逮疾人，将群生以之托命焉。又岂徒方诊之微妙足以名世哉？

日本小雨蒙叙

---

[1]靡遗：毫无遗漏。
[2]汔：接近，庶几。

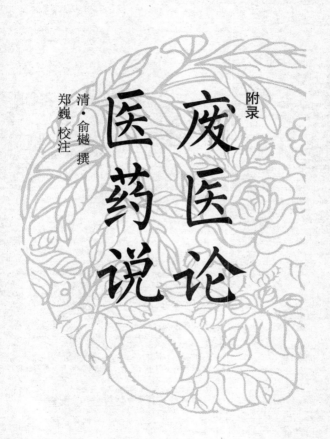

附录

废医论

医药说

清·俞樾 撰

郑魏 校注

内容提要

　　俞樾被认为近代中国主张废除中医的第一人，他提出"医可废，药不可尽废"的观点。他在治经之余，对中医药学也有所研究，且能处方治病。在《春在堂全书·读书余录》中，有《内经素问篇》四十八条，乃俞氏校读《素问》所做的札记，也是他用考据学方法对《黄帝内经》进行"探赜索隐""辨讹正误"的结晶。基于对中医的理解，为他的"废医存药"思想的产生埋下理论的根苗。这一思想主要体现在他的两篇论著《废医论》和《医药说》中。

　　由于亲人的先后离世，中医药的无助，使俞樾不得不哀叹人生噩运，甚至可能迁怒于中医。在这种对生活几乎失去信心的无奈心态下，作者有感而发，专列《药虚篇》一章，"愤然"提出废除中医中药，是情绪化的自然流露。而晚年的病弱，逐渐改变了他对中医，尤其是中药的看法，又是促成他撰写《医药说》的重要动机。这两篇论著基本涵盖了俞樾的医学观点，即"医可废，药不可尽废"的结论，实际上构成了近代"废医存药"思想的滥觞。

　　《废医论》着重从古文献中撷取例证研究中医药理论，仅仅从考据角度，从古书到古书，由文献到文献，而对古今医药的实践却视而不见，听而不闻，则难免会形成违背科学的错误观点，得出荒谬的结论。可以说《废医论》基本上是一篇带有书生之见的不通之论。尽管在后来的《医药说》，俞樾意识到"废医"理论的错误性，提出"医可废，而药则不可尽废"的矛盾观点，但俞樾终究是第一个提出废除中医的学者。其在发难之时万万没有想到，他的错误观念成为近代"废除中医"和"废医存药"思想的渊源，留下了许多挥之不去的负面影响。几十年以后，"废中取西"思想汹涌成潮，中西医论战烽烟迭起，俞樾的思想和文字也成为欧化派考证上的依据。时至今日，鄙薄和轻视中医中药的思想仍然若隐若现。

　　"废医存药"思想的影响远不止于医学界。民国时期，思想界及政界同样卷入了废止中医的思潮。1900年前后，思想界已出现否定五行说的思潮。当然，思想界对于中医的态度不仅受到了当时医学革命思潮的影响，也与当时社会的思想革命运动有关。中医药学作为中国传统文化的一个部分，在思想与政治急剧变革的时代，被当作旧传统、旧文化一并否定，当时最有影响的陈独秀、胡适、鲁迅、梁启超等都有这方面的言论。鲁迅对中医的态度更是深恶痛绝，他称"中医不过是一种有意的或无意的骗子"。政府方面也没有袖手旁观，从民国建元到抗战爆发20多年里，不论北洋政府，抑或民国政府一直没有停止运用行政和法律手段歧视、限制、取缔中医，在中医药领域采用了"扶洋抑汉"，独尊西医的政策。民国元年，学制改新，北洋政府摒中医于学制之外，由此引发了中医界首次的抗争请愿活动。国民政府奠都南京后，废止中医论者得到当局尤其是汪精卫的支持，废止中医活动愈演愈烈。1928年全日教育会议上，汪企张首次提出废止中医案，未获通过。翌年中央卫生委员会议上，由余云岫提出的废止中医案获得通过，成为民国时期大规模中医抗争运动的导火线。其后为设立中央国医馆，颁布《中医条例》，都引起中西医双方激烈的斗争，直到抗战爆发才告一段落。

作者简介

俞樾（1821-1907年），字荫甫，自号曲园居士，浙江德清人。清末著名文学家、经学家、教育家、书法家。清道光三十年进士；曾任翰林院编修，后受咸丰皇帝赏识，放任河南学政，被御史曹登庸劾奏"试题割裂经义"，因而罢官。遂移居苏州，与巡抚赵静山交好，而得主讲于云间书院。同治四年，经两江总督李鸿章推荐，担任苏州紫阳书院主讲，自此掌教一省之最高学府。之后又在浙江书局主持精刻《二十二子全书》，海内称为善本。

俞氏治学涉猎广泛，旁及经学、史学、训诂学，乃至戏曲、诗词、小说、书法等，可谓博大精深。其一生以著述自娱，并以"学问无穷，岁月有限"自勉，曾国藩称其"拼命著书"。《清史稿》记其："生平专意著述，先后著书，卷帖繁富"。他以"通经致用"为治学宗旨，以"梯梁后学"为学术取向，撰写了四百六十八卷的《春在堂全书》。更由他先后掌教苏州紫阳书院、杭州诂经精舍长达三十多年，弟子门人众多，精英辈出，其中章太炎、黄以周、张佩伦、缪荃孙、吴昌硕、崔适、朱一新、戴望、吴大澂、谭献、宋恕、日本井上陈政等均在近代学术界享有盛誉。他既是晚清汉学的绝响，又是清末民初学术重新崛起的前奏，对日韩学术界影响巨大，被尊之为近代朴学大师。

本义篇第一

古者医卜并重，《周礼·天官》有医师、上士二人，下士四人，其所属有食医、疾医，皆中士，疡医、兽医，皆下士。《春官》有大卜、下大夫二人，卜师、上士四人，卜人、中士八人，下士十六人，所属有龟人、中士、菙人、下士。夫医卜，一艺耳，而周公特置官以掌之，是圣人重医卜也。至春秋之世，此二事犹为当世所重。《左氏》载："二百四十年中，自庄公二十二年懿氏卜妻敬仲，至哀公十八年楚人卜师"。凡卜之事多矣，后世有裒集其事为一书者，《汲冢师春》是也。而医则有医和、医缓之伦，及战国而扁鹊出焉。列子书有矫氏、俞氏、卢氏之医，太史公作《史记·扁鹊仓公》有传，《龟策》有传，医卜犹并重也。东汉以后，卜口益衰，盖《春秋》有筮短龟长之说，自孔子赞《周易》，学者宗之，至汉而列于经，人情乃重筮而轻卜。至唐·李华遐叔遂有废龟之论，此论出而卜竟废，唐宋以来，医犹盛行，卜则否矣。夫《周官》有太卜，无太医，是古之重卜甚于医也。卜可废，医不可废乎？直以其流传有自，而历朝之习于其艺见于《方术传》者，亦不乏人，故沿习至今耳。曲园先生本遐叔废龟之论而为废医之论，故述本义冠于斯篇。

原医篇第二

上古元气洪濛，萌芽始滋，乃有神圣人出，迭为君长，其气为风，其声为雷，其喜为晴，其怒为阴，虽人焉而与天通矣。其所施设类，非后人所能效法，孔子删《书》，断自唐虞，非徒久远难稽，亦以灵奇之迹，非率由之准也。世传神农始尝百药，得上药一百二十种以养命，中药一百二十种以养性，下药一百二十种以治病，而其后黄帝因之，乃与岐伯、鬼臾区之徒著为医书，今《内经》是也。然考之《汉·艺文志》，农家有《神农》二十篇，阴阳家有《神农兵法》一篇，五行家有《神农大幽五行》二十七卷，襍[1]占家有《神农教田相土耕种》十四卷，经方家有《神农黄帝食禁》七卷，神仙家有《神农襍子技道》二十三卷，而无本草之名。《平帝纪》"元始五年，徵[2]天下通知逸经、古记、天文、历算、钟律、小学、史篇、方术、本草者，召诣京师"。《楼护传》亦云："诵医经、本草、方术十万言"。则汉世固有本草矣，而不云出于神农。按：陆贾《新语·道基篇》曰："神农以为行虫走兽，难以养民，乃求可食之物，尝百草之实，察酸苦之味，教人食五谷"。然则所谓尝百草者，非尝药也。上古之时，五谷襍于百草，民人未知分别，神农氏于百草之中，品尝其味，而得此五者，以为服之宜人，可以长食，爰命之曰谷，而教民耕种，此神农之所以名也。陆贾在汉初及见先秦未焚之书，所言当得其实。后人因陆贾有神农尝百草之说，而著《本草》者遂以属之神农，此非实矣。《汉志》经方家止有《神农食禁》之书，盖尝百草时，既得其可食者，并得其不可食者。其可食者，使民食之，五谷是也；其不可食者，禁民食之。汉时所传《食禁》必有所本，而今无传矣。《本草》之书不出于神农，《周官·疾医疏》引《中经簿》云："《子仪本草经》一卷"。则知作《本草》者，子仪也。又引刘向云："扁鹊治赵太子暴疾尸厥[3]之病，使子明炊汤，子仪脉神，子术按摩"。然则子仪者，扁鹊之徒，亦六国时人也。刘歆《七略》不收《本草》，盖其时《本草》一书犹不甚重也。若夫黄帝之书，则《汉志》所载固[4]甚多矣。有在道家者，有在阴阳家者，有在小说家者，有在兵家者，有在天文家者，有在历谱家者，有在五行家者，有在襍占家者，有在医经家者，有在经方家者，有在房中家者，有在神仙家者，盖黄帝神灵无不通晓，后世百家诸子，咸乐依附，以自尊大，是故铅椠之儒薄，今爱古山林之士，厌常喜奇，虽五行襍占，诸家均有取焉。至于执大道而破小言，崇[5]正学而绝异端，则《灵枢》、《素问》之书亦不过与《容成阴道》、《风后孤虚》、《长柳占梦》之方、《随曲射匿》之法，同类而视之矣。惧世人不察，以为医道之传由古仙圣，未可议废，故略具本末著于篇。

---

[1]襍（zá）：同"杂"。

[2]徵：同"征"，征集，收集。

[3]尸厥：指突然昏倒不省人事，状如昏死。

[4]固：本，原来。

[5]崇：尊重，推重。

医巫篇第三

世之人争言醫矣，然而未知醫也。夫古之醫，古之巫也，《素问·移精变气论》黄帝问曰："余闻古之治病，惟其移精变气，可祝由而已。今世治病，毒药治其内，针石治其外，或愈或不愈，何也？岐伯对曰：往古人居禽兽之间，动作以避寒，阴居以避暑，内无眷慕之累，外无伸官之形，此恬憺之世，邪不能深入也，故可移精祝由而已"。以是言之，上古之醫不用药石，止以祝由治人之疾，是故古无醫也，巫而已矣。及乎汤液醪醴之用广，而巫与醫始分。然在古书，巫醫犹为通称。《世本》称："巫彭作醫"。《山海经·海内西经》曰："开明东有巫彭、巫抵、巫阳、巫履、巫凡、巫相"。郭璞注曰："皆神醫也"。《大荒西经》[1]曰："大荒之中有灵山，巫咸、巫即、巫盼、巫彭、巫姑、巫真、巫礼、巫抵、巫谢、巫罗，十巫从此升降，百药咸在"。郭璞注曰："群巫上下此山，采药往来也"。屈原[2]《天问》曰："化为黄熊，巫何活焉"？王逸[3]注曰："言鲧[4]化为黄熊，入于羽渊，岂醫巫所能复生活也"？称醫为巫，古之遗语也。夫醫字，亦作毉，古之遗文也。夫周公制《周礼》，巫醫已分矣。是故醫师在天官，而司巫在春官。然男巫之职，主招彄[5]以除疾病，则亦古意之未泯[6]者也。春秋之世，若醫和、醫缓之伦，尚能推论治道，究极精微，而巫则若晋之梗阳[7]之巫、楚之范巫，皆无深意，《列子书》称："郑有神巫季咸，而其术浅陋，不足道"。盖巫之道衰矣。及汉世巫蛊之狱起，而巫且为世诟病，自是以来，巫废而醫孤行，惟楚之南，尚有以巫为醫者，亦不能出其乡。而凡江湖之士，挟其术以谋食，率为士大夫所不齿。考之《王制》[8]"执左道以乱政，杀"。郑康成即以巫蛊当之。呜呼！就其初而言，则巫与醫皆圣人为之者也；极其末流之弊，则巫可废而醫亦可废。世之人贱巫而贵醫，不知古之醫巫一也，今之醫巫亦一也，吾未见醫之胜于巫也。

---

[1]《大荒西经》：即《山海经·大荒西经》。

[2]屈原：名平，字灵均，东周时期著名政治家、辞赋家、诗人。撰有《离骚》《九歌》《天问》等。

[3]王逸：字叔师，东汉时期著名文学家。撰有《楚辞章句》十七卷。

[4]鲧（gǔn）：黄帝的后代，颛顼之子，大禹之父。

[5]招弭（zhāo mǐ）：指招福弥祸。

[6]泯：消灭，丧失。

[7]梗阳：古县名，今山西清徐县。

[8]《王制》：即《礼记·王制》。

脉虚篇第四

　　夫医之可废，何也？曰：医无所以治病也。医之治病，其要在脉，考之《周官》疾医之职，曰："参之以九脏之动"。此即所谓脉也。乃九藏之动迄无正解，郑康成谓："正脏五，又有胃、膀胱、大肠、小肠"。是以肺、心、肝、脾、肾之外，取六腑之四而为九也。吾不知何以舍胆与三焦而不数也。韦昭之说，郑语九纪也。以正脏及胃、膀胱、肠、胆为九，盖合大小肠而一之，故胆得列于九者之中，而三焦则仍不数也。夫人有五脏六腑，岂可以意为去取乎？然则《医师》所谓"参之以九脏之动者"，汉以后固不得其说矣，尚可与言脉乎？以《素问·三部九候论》考之，则知古人脉诊实有九处，分上、中、下三部：上部天，两额之动脉；上部地，两颊之动脉；上部人，耳前之动脉。天以候头角之气，地以候口齿之气，人以候耳目之气，此上部之三候也。中部天，手太阴也；中部地，手阳明也；中部人，手少阴也。天以候肺，地以候胸中之气，人以候心，此中部之三候也。下部天，足厥阴也；下部地，足少阴也；下部人，足太阴也。天以候肝，地以候肾，人以候脾胃之气，此下部之三候也。依此言之，则所谓"参以九脏之动"者，庶可得其梗概，然其文亦不能无误。夫下三部即为足厥阴、足少阴、足太阴，则中三部自当为手太阴、手厥阴、手少阴，何以中部地为手阳明乎？至于三部之所在，亦莫能质言。王冰解下部天，则有男女之分；解下部人，又有候脾、候胃之别。下之三部，化为五部，恐非古法也。古法之变坏，盖始于扁鹊，太史公曰："至今天下言脉者，由扁鹊也"。其上文言："扁鹊饮长桑君药，视见垣一方人，以此视病，尽见五脏癥结，特以脉诊为名耳"。盖扁鹊治病初不以脉，故厌古法之烦重，而专取之于手，此在古法则中三部也。扁鹊以中部包上下两部，今医家寸、关、尺三部所由始也。扁鹊本以此为名，而后人乃奉为定法，不亦傎欤？郑康成颇知此意，故其注《医师》"以五气、五声、五色，视其死生"，则云："审用此者，莫若扁鹊、仓公"。而于"两之以九窍之变，参之以九脏之动"，则曰："能专是者，其惟秦和乎"。是郑君之意，固谓扁鹊不知脉也。而言脉者率由扁鹊，则扁鹊之功在一时，罪在万世矣。鸣呼！世之医者莫不曰吾知所以治病也。问其所以治病者，曰脉也。然而今之三部，岂古之所谓三部乎？今之九候，岂古之所谓九候乎？吾不知其所以治病者何也！昔王充作《论衡》，有《龙虚》《雷虚》诸篇，曲园先生本此而作脉虚之篇，脉虚之篇成而废医之论决。

药虚篇第五

　　《周官》"医师职以五味、五谷、五药养其病"。郑康成说五药，曰："草、木、虫、石、谷"。贾公彦曰："草谓麻黄、芍药之类；木谓厚朴、杜仲之类；虫谓蜈蚣、蠃鳖之类；石谓磁石、白石之类；谷谓五谷之中，麻豆之等。有入药分者，略举见例，说经之体然也"。医家所宗则有《本草》一书，《隋·经籍志》谓之《神农本草》，实则六国时人子仪所作，说具《原医篇》矣。今就其书言之，有上药、中药、下药之分，养命、养性、治病之说，张华《博物志》解说其义，曰："上药养命，谓五石炼形，六芝延年；中药养性，谓合欢蠲忿，萱草忘忧；下药治病，谓大黄除实，当归止痛"。夫既分三品，则上品必高于中，中品必高于下，今以中品言之，蠲忿忘忧，徒虚语耳。未闻冲冠之发，对合欢而下垂；向隅之夫，见萱草而启齿也。又以上品言之，芝草难得，得之亦未必真，此姑弗论。至于五石炼形之说，唐宋士大夫往往受其累，韩退之深戒于水银，柳子厚危言于钟乳，近世以来，颇知觉悟，士大夫绝口弗言矣。夫上药如此，中药如彼，而独执区区下药，欲以夺造化之权，操生死之柄，不亦惑乎？又况《本草》一经屡经增益，陶隐居云："《神农本草》所出郡县，乃后汉时制，疑仲景、元化等所记"。又有《桐君采药录》，说其："花叶形色，《药对》四卷，论其佐使相须"。魏晋以来，吴普、李当之等更复损益，或三品混糅，冷热舛错，草石不分，虫兽无辨，且所主治互有得失，医家不能备见。又云："上古神农作为《本草》，其后雷公、桐君广其主治，繁其类族，或物异而名同，或物同而名异，冷热乖违，甘苦背越，采取殊法，出处异所，若此之流，殆难按据"。夫陶隐居之时，《本草》一书已无定本，自是以后，代有增修，各执所见，草木无言，桐雷不作，吾安知所谓热者果热乎？寒者果寒乎？至于人参古出上党，今则辽东，延胡索古出西南夷，今则浙西，地之异也。以木犀为桂，以建兰为兰，混梅以楠，呼芝以菌，此名之异也。古惟独活，今则有羌活，古惟芍药，今则有牡丹皮，此古今分合之异也。古方有预知子，今无其名，燕窝、海参今皆入药，古无其物，此古今有无之异也。执古药以治今病，宜其中病者尠矣！又况蛇床乱蘼芜，荠苨乱人参，自古叹之，今则牟利之夫，善于诳谖，以香栾为枳实，以花草子为沙苑蒺藜，骊虎莠禾，其何以辨？夫医之所以知病者，脉也，脉则久失其传；医之所以治病者，药也，药则又不可恃。脉虚药虚，斯医亦虚矣！曲园先生所以愤然而议废医也。

证古篇第六

　　昔周公作《周礼》有医师之官，然周公不知医也。使周公知医，则武王有疾自宜内治以汤液，外治以针石，何必植璧秉圭[1]，请以身代也？孔子有疾，季康子[2]馈[3]药，曰："丘未达，不敢尝"。是孔子不知医也，使孔子知医，则药之宜否自当知之，何必以未达为谢也？又使孔子知医，则鲤[4]也死，回[5]也死，其人皆壮盛之年，非八十九十气血并衰者，何遂不能救也？孔子有疾，子路[6]请祷，此足明孔子之不重医矣。孔子若重医，则其疾病之时，门弟子必以求医为急，子路不求医而请祷，是孔氏之门不言医也。孔子言医见于《论语》者，曰："人而无恒，不可以作巫医"。然古者巫医通称，孔子此言，论巫非论医也，故曰："不占而已矣"。又《礼记・缁衣篇》述孔子此言，云："不可为卜筮"。以彼证此，则此文论巫不论医明矣。孟子亦言巫匠，不言医匠，盖自古相传，巫为重而医为轻。《春秋》"昭十九年，许世子止[7]弑其君买"。谷梁子以为不尝药，礼家因从而为之说，曰："君有疾，饮药臣先尝之；亲有疾，饮药子先尝之"。夫人君每食必使宰夫[8]尝之，惧遇毒也。若药之杀人，则以药与病之相反，而非必其有毒也，虽尝之亦何足以知之哉？许世子之书弑，盖罪其进药，非罪其不尝药也。《公羊传》曰："止进药而药杀也。止进药而药杀，则曷[9]

为加弑焉尔？讥子道之不尽也。其讥子道之不尽奈何？曰：乐正子春之视疾也，复加一饭则脱然愈，复损一饭则脱然愈；复加一衣则脱然愈，复损一衣则脱然愈"。然则人子之事亲，在乎加损衣食之间，曲尽其心，而不在乎进药。进药而不得其当，不幸而亲以之死，君子谓之弑。呜呼！方今之世，其不为许世子者盖寡矣。《左氏传》曰："许悼公疟，饮太子止之药，卒。书曰：弑其君。君子曰：尽心力以事君，舍药物可也"。左氏之说，盖与公羊氏同，其曰："舍药物"，则即吾废医之说也。今之世，为医者日益多，而医之技则日以苟且，其药之而愈者，乃其不药而亦愈者也。其不药不愈者，则药之亦不愈，岂独不愈而已？轻病以重，重病以死。然而有病者，无不求医，子孙之与父母，父母之于子孙，苟有病，不为求医，则人且议其不慈不孝，不知慈孝之实在于适其寒暑，时其饮食，以致谨于未病之先，不幸有疾则益加谨焉，如是而已。不宜妄进药物，欲益而反损也。《春秋书》许止以弑君。呜呼！其垂戒严矣。

---

[1]秉圭：手持玉圭。
[2]季康子：即季孙肥。春秋战国时期鲁国正卿。
[3]馈：进献，赠送。

[4]鲤：即孔鲤。字伯鱼，孔子之子。

[5]回：即颜回。字子渊，孔子得意门生，以德行见称。

[6]子路：即仲由。孔子得意门生，以政事见称。

[7]许世子止：许国国君许悼公之世子。

[8]宰夫：古代官名。掌朝堂仪式、考核百官治绩，报上级予以奖惩。

[9]曷（hé）：同"何"，怎么。

去疾篇第七

　　曲园先生既为废医之论矣，又以人之有疾不可无说以治之也，乃推疾之所由来，以知疾之所以去，于是有去疾之篇，其说曰：易有太极，是生两仪，两仪者，阴阳也；天道不能有阳而无阴，故人心不能有善而无恶。其善者何？乃吾心中仁、义、礼、智、信也。其恶者何？乃吾心中嗜欲也。孟子曰："人性善"，就吾心之善者言之也。荀子曰："人性恶"，就吾心之恶者言之也。其实兼而有之，不能无也。虽上圣不能无恶心，虽下愚不能无善心。上圣不能无恶心，犹唐虞之朝未尝无共[1]驩[2]也；下愚不能无善心，犹桀纣之廷未尝无龙[3]比[4]也。善治国者，退小人而进君子，故天下不乱；善养生者，消恶心而长善心，故吾身不病。夫所谓病者，岂风雨之不时，寒暑之不节欤？风雨之不时，寒暑之不节，病之自外至者也，犹夫四夷之猾夏，盗贼之作乱，乘吾间而作也。不得吾间，彼固不作，虽有作焉，不为害也。夫人之病，由心生也。心者，气之帅也；气者，人之所以生者也。善养生者，长善心而消恶心，犹朝廷之上，进君子而退小人也。君子为政，天下顺之，善心为主，四体从之，其气和调，而畅达流行于营卫之间，而足以御风雨寒暑之变，故其为人也不病，虽有病，也不死。不善养生者，消善心而长恶心，犹朝廷之上，近小人而退君子也。小人为政，天下逆之，恶心为主，四体违之，其气缪戾[5]而底滞，非但不足御风雨寒暑之变，甚者挟吾心而妄行，为狂易之疾。故其为人也恒病，病轻者以之重，病重者以之死，及其将死，则血气消耗，筋骨解散，奄奄于床第之间，并向所谓恶心者，亦寝微[6]寝弱，十不存一矣。此犹小人既败坏其国家，而其身亦从之也，故古语曰："人之将死，其言也善"。夫将死而言善者，何也？其恶心不复存也。然则人之所以病者，可知矣。君子知医之不足恃，药石之无益，惟有长其善心，消其恶心，使太和之气，洋溢于其中，而熏蒸乎四肢，颜色悦怿，须发鬒黑，骨节坚强，寿命久长，大命既至，吾归吾真，修短随化，命之曰大顺。

---

[1]共：即共工。是中国古代传说中的一位部落首领。

[2]驩（huān）：即驩兜。是中国古代传说中的三苗族首领，因与共工、鲧一起作乱，而被舜流放至崇山。

[3]龙：即关龙逄。夏朝末年大臣，因忠谏而被夏桀所杀。

[4]比：即比干。殷商王太丁之子，因劝谏而被纣王所杀。

[5]缪戾（miù lì）：错乱，违背。

[6]寝微（jìn wēi）：逐渐衰微。

医药说

　　余有《废医论》五篇刻入《俞楼襍纂》，余固不信医也。然余不信医而信药，于是又有医药之说。夫医师诸职列于《周官》，医不可信，何也？曰：《周官》非周公之书也。周衰有志之士私为一家之言，以立后世之法者也。古之圣人未始言医，王季有疾，文王不为求医也；文王有疾，武王不为求医也；武王有疾，周公不为求医也；孔子有疾，子路不为求医也；伯牛有疾，孔子问之；鲤也死，回也死，孔子深悼之，不为求医也。夫使古人而尚医，则以周公之多才多艺，孔子之圣又多能，岂不知医乎？孔子曰："人而无恒，不可以为巫医"。是孔子亦尝言医，不知非言医也，言巫。上古治疾，祝由而已，故古之医，实古之巫，无恒之人朝莫二三，虽巫者能通神达明，而不能测其意，故曰："不可以为巫医"。《礼记》引其文，则不为巫医，而为卜筮，故知孔子此言，非言医也。医术之盛行于世也，盖始于春秋，不学无术之诸侯，彼皆身都富贵，而惟恐失之，一旦有病，闻有道术之士能以术治之，则不惜重币以求之，和缓之徒，所以出也。就和缓二人言，则和为优，彼医缓者，乃后世方士之流，结交宦官宫妾，刺探人君阴事，以自神其说，故晋侯梦疾，为二竖子在膏之下，肓之上，而缓即云："疾在膏下肓上"。殆晋侯尝以梦告近侍之人，缓刺探而得之也，故虽能言之，而不言何以知之。晋侯闻其言与其梦合，即以良医称之，方士之徒，所以欺世主者，类如此也。和之言稍稍近理，然与汉以后医家之言皆不合，即与世所传《黄帝素问》诸书亦不合，故知《素问》诸书春秋时未有也。且和缓皆秦人，盖秦人多能为医者，晋与秦近且婚姻之国，故有病即求之，他国固不然也。齐景公疾，梁邱据请诛祝固史嚚[1]使，其时已重医，何不杀一二庸医以谢诸侯，而惟祝史是问乎？可知当时治疾，犹以巫不以医，乃自古相传之说。子路为孔子请祷，不为孔子求医，亦此意也。至战国时，齐固有医矣。孟子有疾，王使医来，然孟子云巫匠，亦然不云医匠，亦然是仍以巫为重，古之遗言也。药出于医，医不可信，何以信药？曰：所谓药者，非使医生切脉处方，襍书药十数种或数十种，合而煮之而饮之也。药乃丸散之类也，丸散之类，由来久矣。康子馈药，药者，丸散也；不然则其性之为温为寒，其用之为攻为补，圣如孔子，岂有不知而云未达乎？谚云："神仙不识丸散"，故孔子未达而不敢尝也。《曲礼》云："医不三世，不服其药"。天下有祖为名医，至其孙而失传者矣。又有身为名医，而其祖若父则皆不能者矣。而云医不三世，不服其药，岂理也哉？药，亦丸散也；医者，卖药之家也，故必三世之后，人皆知其药之善，然后敢服之。宋·孟元老[2]《东京梦华录》所载有李生菜小儿药铺。吴自牧《梦粱录》所载有修义坊三不欺药铺。近时如京师之同仁堂，苏州之沐泰山堂，杭州之叶种德堂，皆近之矣。余次子娶于唐栖[3]姚氏，其家以致和堂痧药名天下二百余年，此非特三世之医，乃十世之医也。若必切脉处方，然后谓之医，则《曲礼》之文万不可通矣。原药之所自起，盖天生五谷所以养人，人可常服，其余百果草木，则皆不可以常服，故亦不可以养人。然其性有与人之疾宜者，生民之初，皆食草木之实，遇有风雨晦明，寒暑不时之疾，偶食一草一木忽然而愈，始犹不察，继而惊异，转相传告，或曝而干之，屑之为末，或合数种为一，以水和合之，此丸散之名所以始也，其名尽出于勺药。古语和调五味，谓之勺药。《文选·子虚赋》"勺药之和具"，《七命篇》"和兼勺药"，其义皆同。丸散之类，皆以调和而成，故取勺药之义，名之曰药。合众味而为药，犹合众音而为乐也。许氏《说文》以药为治病草，未得其义，然其字从草，则知后世医家，襮用金石，弥失古意矣。既有丸散之类，因有世以为业者，群谓之医，而三世之医，遂以有闻于世，医和、医缓即其人也。其尤工者，则能运以己意，不拘成法，始以医名，盖医与药，自此分矣。其初不为无功，而其后流弊益滋，许悼公饮世子止之药而卒，《春秋》谓之弑君。传

《春秋》者因有舍药物之说，余废医之论本之此也。然医可废，而药则不可尽废。余每岁配合所谓普济丸者数十料，又于京师、于广东、于上海，买膏丹丸散无虑数十种，有求者问所患而与之，往往有神效。而世之延医、切脉、处方以治疾病者，则十而失之八九也。此余所以不信医，而信药也。药之始固出于医，然此等医皆神而明之，非世俗之医也。余亦岂敢谓世间必无良医，然医之良不良，余不知也，必历试而后知焉。身岂可试乎哉？不如其废之也。世之好行其德者，夏秋之间，辄设一局，以施医施药，余谓：施药可，施医不可。彼高手之医不屑入局，其来局者皆不知医，苟求此一舆[4]之值，一饭之资而已。而以治人之疾，名为行善，实则作孽，不如多购各处名药以施人之为得也。余是以又出医药之说以告世人。至医之可废则具在《废医论》，兹不具说。

---

[1]嚚（yín）：指祝官、史官的名字。

[2]孟元老：原名孟钺，号幽兰居士，北宋时期文学家。撰有《东京梦华录》十卷。

[3]唐栖：古地名，今杭州塘栖镇。

[4]舆（yú）：指马车中装载东西的部分。

校注参考文献

[1] 晁公武. 郡斋读书志校证[M]. 上海：上海古籍出版社，1990.

[2] 陈振孙. 直斋书录解题[M]. 上海：上海古籍出版社，1987.

[3] 丹波元胤. 中国医籍考[M]. 北京：人民卫生出版社，1983.

[4] 皇甫谧. 针灸甲乙经[M]. 北京：人民卫生出版社，2006.

[5] 黄云眉. 古今伪书考补正[M]. 济南：齐鲁书社，1980.

[6] 李时珍. 本草纲目[M]. 北京：中国中医药出版社，1998.

[7] 庞安石. 伤寒总病论[M]. 北京：人民卫生出版社，2007.

[8] 丁福保，周云清. 四部总录·医药编[M]. 扬州：广陵书社，2006.

[9] 钱超尘. 伤寒论文献通考[M]. 北京：学苑出版社，2000.

[10] 王焘. 外台秘要[M]. 北京：人民卫生出版社，1955.

[11] 王叔和. 脉经[M]. 北京：人民卫生出版社，2007.

[12] 孙思邈. 药王千金方[M]. 北京：华夏出版社，2006.

[13] 许慎. 说文解字[M]. 北京：九州出版社，2001.

[14] 许嘉璐，安平秋. 二十四史全译[M]. 北京：汉语大词典出版社，2004.

[15] 薛清录. 全国中医图书联合目录[M]. 北京：中医古籍出版社，1991.

[16] 谢观. 中国医学源流论[M]. 福州：福建科学技术出版社，2004.

[17] 恽铁樵. 群经见智录[M]. 福州：福建科学技术出版社，2005.

[18] 俞樾. 春在堂全书[M]. 南京：凤凰出版社，2010.

[19] 余瀛鳌. 未病斋医述[M]. 北京：中医古籍出版社，2012.

[20] 余瀛鳌，傅景华. 中医古籍珍本提要[M]. 北京：中医古籍出版社，1992.

[21] 殷仲春.医藏书目[M].上海：群联出版社，1955.

[22] 影宋本.重刊补注黄帝内经素问[M].北京：学苑出版社，2009.

[23] 张仲景.伤寒论[M].北京：人民卫生出版社，2005.

[24] 周守中.历代名医蒙求[M].北京：人民卫生出版社，1957.

[25] 中国中医研究院.馆藏中医线装书目[M].北京：中医古籍出版社，1986.